– 전문가와 초심자를 위한 안내서 –

영적 장애와 정신질환의 위험에 놓인 사람들을 위한

최면 영(靈)치유법

HYPNOSIS SPIRIT HEALING(HSH)

| 부제 : 최면 해리성 정체감 장애 치유법 |

김종일 지음

왜? 靈 治癒(치유) 인가?

빙의 영(靈)은 生前의 심신질환을 환자에게 나타낸다
빙의 영을 치유하면 병증은 사라진다
기존의 문제점과 해결방안을 **임상적 사례**를 통해 제시하고
임상실기편을 단계별로 기술하여 **초심자**부터 **임상전문가**까지 쉽게 이해하고
훈련하여 임상에서 활용할 수 있도록 하였다

圖書出版 하나醫學社

머리말

첨단과학의 시대에 웬 귀신, 빙의, 무병 이야기인가? 빙의는 있다, 빙의는 없다, 여전히 논란이 많지만 지금 이 순간에도 영적 문제로 인해 고통 받고 있는 사람이 있다는 것은 명백한 사실이다.

본인은 심리상담사로 일하면서 실제 임상사례를 통해 영적현상을 확인하였으며, 영적 장애를 겪는 사람들을 치유해왔다. 뿐만 아니라 영적 질환을 다루는 종교인, 치유사들과의 교류를 통해 영적 현상과 치유에 관련된 다양한 정보들을 접해왔다.

이러한 정보들은 현대의학의 진단방식과 치료법으로 해결되지 않는 영적 증상과 현상들이 실재함을 말해주고 있었다. 그리고 이러한 문제로 인해 신체적, 심리적으로 고통을 당하거나 일상생활에 어려움을 겪는 사람들이 분명히 있다는 점은 전문가들의 공통된 인식이다. 그러나 환자 본인이나 가족 등 주변인들이 이에 대한 정보가 부족하여 치료를 위해 여러 병원을 전전하면서 더 큰 고통과 더불어 경제적 손실로 인해 삶이 피폐해지는 경우를 보아왔다. 간혹 영적 치유를 시도하는 경우도 있으나 이 역시도 별다른 효과를 얻지 못하여 또 다시 방황하는 삶을 살게 되곤 하였다. 더 위험한 것은 영적 장애를 치유하려는 시도로 섣불리 신내림을 받거나 위협적인 퇴마식 등을 행하여 오히려 더 큰 어려움에 빠질 수 있다는 점이다.

이에 본인은 영치유에 관련된 그간의 임상경험과 연구성과들을 체계화하여 임상가들이 보다 합리적인 통찰과 과학적인 치유방법을 통해 영적 문제로 고통 받는 분들과 영적 존재들을 도울 수 있기를 희망하여 이 책을 쓰게 되었다. 대부분의 영적 병증은 올바른 접근을 통해 치유가 가능하며 일반적인 질환보다 치유가 빨라 즉시 효과를 볼 수도 있다. 이는 이 책에 제시한 임상사례들을 통해서도 확인할 수 있다.

이 책에서는 첫째, 영적 현상인 빙의, 무병, 신병의 특징을 기술하고 임상사례를 제시함으로써 이해를 돕고자 하였으며, 빙의현상을 포함하고 있는 정신질환인 다중인격장애, 해리성 정체감 장애의 특징을 기술함으로써 임상가들이 상담장면에서 구분하여 개입할 수 있도록 하였다. 둘째, 영적 장애들에 대한 전통적 치유방식의 문제점과 개선점을 제시하였다. 셋째, 최면학의 일반적 이론과 실기를 쉽게 이해하고 습득할 수 있도록 기술하였다. 넷째, 영치유과정에 대한 새로운 관점과 최면을 활용한 영치유방식을 제시하였다. 다섯째, 핵심 최면 영치유법의 임상실기편을 단계별로 기술하여 초심자에서 임상전문가에 이르기까지 쉽게 이해하고 훈련하여 임상에 활용할 수 있도록 하였다. 여섯째, 영적 장애로 고통 받는 내담자와 영적 존재에 대한 심리상담 및 심리치료의 필요성과 상담방법을 제시하였다.

어쩌면 대부분의 학자들이 기피하는 이상한 영역의 주제를 다루는 것에 대해 거부감이 있을 수 있다. 하지만 이는 엄연히 실재하는 현상이며 이로 인해 당사자들이 겪는 고통은 말할 수 없이 극심하게 나타나지만 뚜렷한 해결책이 없어 이중삼중의 어려움을 감내하고 있다. 임상가들 또한 영적 현상에 대한 올바른 이해가 없고, 체계화된 치료법도 없어서 진단과 치료에 혼란을 겪고 있다. 이 책이 이러한 영적 문제 해결에 미약하나마 길잡이 역할을 할 수 있기를 바란다. 나아가 현직 임상가와 연구자들의 많은 관심과 교류를 기대하며 다양한 분야에서 지속적으로 연구되어 더 좋은 성과를 거두는 데 초석이 되었으면 한다.

2017년 겨울

상담학 박사 **김 종 일**

목 차

머리말 • 3

일러두기 • 11

제1장
빙의현상의 개관 • 13

1. 빙의현상의 유형과 공통점 • 15
2. 빙의로 인한 병증의 근본적 원인 • 16
3. 빙의 영의 특징 • 17
4. 빙의되는 과정 • 18
5. 빙의된 신체의 위치 • 19
6. 빙의되는 사람의 특징 • 20
7. 빙의 병증으로 인한 악순환 • 21
8. 빙의 영은 구제와 치유의 대상 • 22
9. 빙의현상 사례 • 24

제2장
무병현상의 개관 • 29

1. 무병현상의 유형과 공통점 • 32
2. 무병의 근본적 원인 • 34
3. 무병 신령의 특징 • 36
4. 무병이 발현되는 과정 • 37
5. 무병이 발현되는 신체의 위치 • 39
6. 무병이 발현되는 사람의 특징 • 40
7. 무병으로 인한 악순환 • 42
8. 무병환자에 접신된 신령은 구제와 치유의 대상 • 43
9. 무병현상 사례 • 45

제3장
신병현상의 개관 • 49

1. 신병현상의 유형과 공통점 • 52
2. 신병의 근본적 원인 • 54
3. 신병을 일으키는 신령의 특징 • 55
4. 신병이 발현되는 과정 • 57
5. 신병이 발현되는 신체의 위치 • 59
6. 신병이 발현되는 무속인의 특징 • 60
7. 신병으로 인한 악순환 • 61
8. 무속인과 접신된 신령의 치유 • 61
9. 신병현상 사례 • 64
   (1) 무속신령 집단이 발견된 무속인 • 64
   (2) 현직 세습무 치유 사례 • 65

제4장
영적 장애와 정신질환 • 67

1. 빙의현상과 다중인격장애 • 67
2. 빙의현상과 해리성 정체감 장애 • 71
3. 빙의현상과 정신분열증(조현병) • 76

제5장
영적 장애, 퇴마방식의 문제점 • 81

1. 퇴마의식 • 86
   (1) 천도재 • 86
   (2) 구병시식 • 87
   (3) 축사사역 • 89
   (4) 구마예식 • 92
   (5) 귀신 쫓는 굿 • 93
2. 새로운 대안, 최면치유방식 • 95
   (1) 볼드윈 박사의 빙의치료 • 95
   (2) 최면 영치유법 • 98

제6장
최면학의 역사 • 103

1. 최면학의 개관 • 103
2. 최면현상의 발견과 기원 • 105
3. 메스머 • 107
4. 브레이드 • 108
5. 리이보와 베르나임 • 110
6. 샤르꼬 • 111
7. 프로이트와 브로이어 • 112
8. 꾸에의 자기암시 • 114
9. 미국 최면의 발전 • 115
10. 국내 최면 도입과 활성화 • 117

제7장
최면이론 • 119

1. 최면 • 119
2. 최면상태 • 120
3. 최면감수성 • 123
4. 최면에 대한 왜곡된 인식 • 126
5. 최면의 적용 • 128
6. 최면의 종류 • 130

제8장
최면 예비단계 • 133

1. 최면치유사의 준비 • 133
2. 최면실 환경 • 134
3. 최면치유사의 마음가짐 • 135
4. 내담자의 최면 받는 자세 • 137
5. 최면치유사의 최면유도 위치 • 138
6. 내담자의 긴장과 불안 • 139
7. 내담자의 최면 저항 • 140
8. 내담자 면접과 친밀감 형성 • 142
9. 심신이완과 호흡법 • 143
10. 최면유도 음성 • 145
11. 최면암시 • 147

제9장
피암시성 검사 • 149
1. 펜쥴럼 검사법 • 150
2. 폐안법 • 153
3. 손개폐법 • 155
4. 신체후도법 • 157
5. 사시검사법 • 159

제10장
최면 유도기법 • 161
1. 폐안법 • 162
2. 최면휠 응시법 • 165
3. 손개폐법 • 169
4. 신체후도법 • 173
5. 손 하강법 • 176
6. 메트로놈 활용법 • 179
7. 심상법 • 182
8. 무찰법 • 187
9. 신체이완법 • 190

제11장
최면 심화법 • 197
1. 수세기법 • 198
2. 분리법 • 200
3. 연합법 • 202
4. 무조건적 긍정적 존중법 • 204
5. 암시 휴지법 • 206
6. 최면경험 듣기 • 208

제12장
핵심-최면 영치유법 • 211

1. 준비단계 • 214
   (1) 내담자 초기 면접 • 214
   (2) 신뢰관계 형성 • 215
   (3) 최면치유과정 안내 • 216
   (4) 기도의 시간 • 216
   (5) 최면실 환경 • 217
2. 최면유도 예비단계 • 218
3. 동기부여 • 220
4. 최면유도-폐안법 • 223
5. 점진적 신체이완기법 • 224
6. 최면심화법-수세기법 • 227
7. 영적 존재의 탐색 • 228
   (1) 영적 존재의 반응 • 228
   (2) 영적 존재 탐색 최면암시법 • 229
   (3) 원격 최면 영 치유 • 237
8. 영적 존재와의 의사소통 • 240
9. 영적 존재의 치유 • 243
   (1) 영 치유 원리 이해 • 243
   (2) 치유 암시의 종류 • 248
   (3) 원한 풀기 • 250
   (4) 영적 존재의 이력과 병력 기록 • 250
10. 영적 존재의 분리 • 251
   (1) 영적 존재의 분리 최면 유도문 • 255
   (2) 영적 존재의 분리 순서 • 256
11. 영적 존재의 분리 확인 • 257
   (1) 영적 존재가 분리되는 현상 • 257
   (2) 영적 존재를 빛으로 정화하기 • 259
   (3) 내담자에 대한 빙의, 접신 방지법 • 261
   (4) 내담자의 병증 해소 확인 • 262
   (5) 최면 영 치유 후 내담자의 기도생활 지도 • 263
12. 영적 존재에 대한 종교의식 • 264

제13장
영적 존재의 심리상담 및 심리치료 • 265

1. 심리상담 • 265
2. 심리치료 • 268
3. 심리상담 및 치료 방법 • 270
   (1) 집중 • 270
   (2) 진실성 • 271
   (3) 무조건적인 긍정적 수용 • 272
   (4) 공감적 이해 • 272
   (5) 공감적 질문 • 273

참고문헌 • 275

일러두기

빙의, 무병, 신병은 발현한 초기부터 심각한 단계에 이르기까지 신체질환의 증상과 함께 정신질환과 유사한 반응을 나타내기 때문에 당사자뿐만 아니라 주변인들도 많은 혼란과 어려움을 겪게 된다.

빙의, 무병, 신병을 이해하기 위해서는 빙의현상에 대한 근본적인 이해가 필요하다. 왜냐하면 빙의현상과 마찬가지로 무병과 신병현상 역시 삶을 마친 영혼들의 작용이기 때문이다.

빙의와 무병, 신병은 모두 심신 양면에 병증을 일으킨다는 점에서 비슷하다. 그러나 무병과 신병은 심신의 병증과 더불어 예언능력, 치유능력, 예지몽 등 신통력이 나타나는 점이 빙의와는 다르다.

따라서 이 책에서는 빙의현상을 중심으로 영적 현상을 설명하면서 무병과 신병현상은 그 특징을 중심으로 기술하겠다. 또한 정신질환 중에서 영적 현상과 유사한 증상을 보이는 다중인격장애와 해리성 정체감장애를 구분하여 설명함으로써 독자들이 영적 현상과 정신장애를 바르게 알고 대처할 수 있도록 안내하겠다.

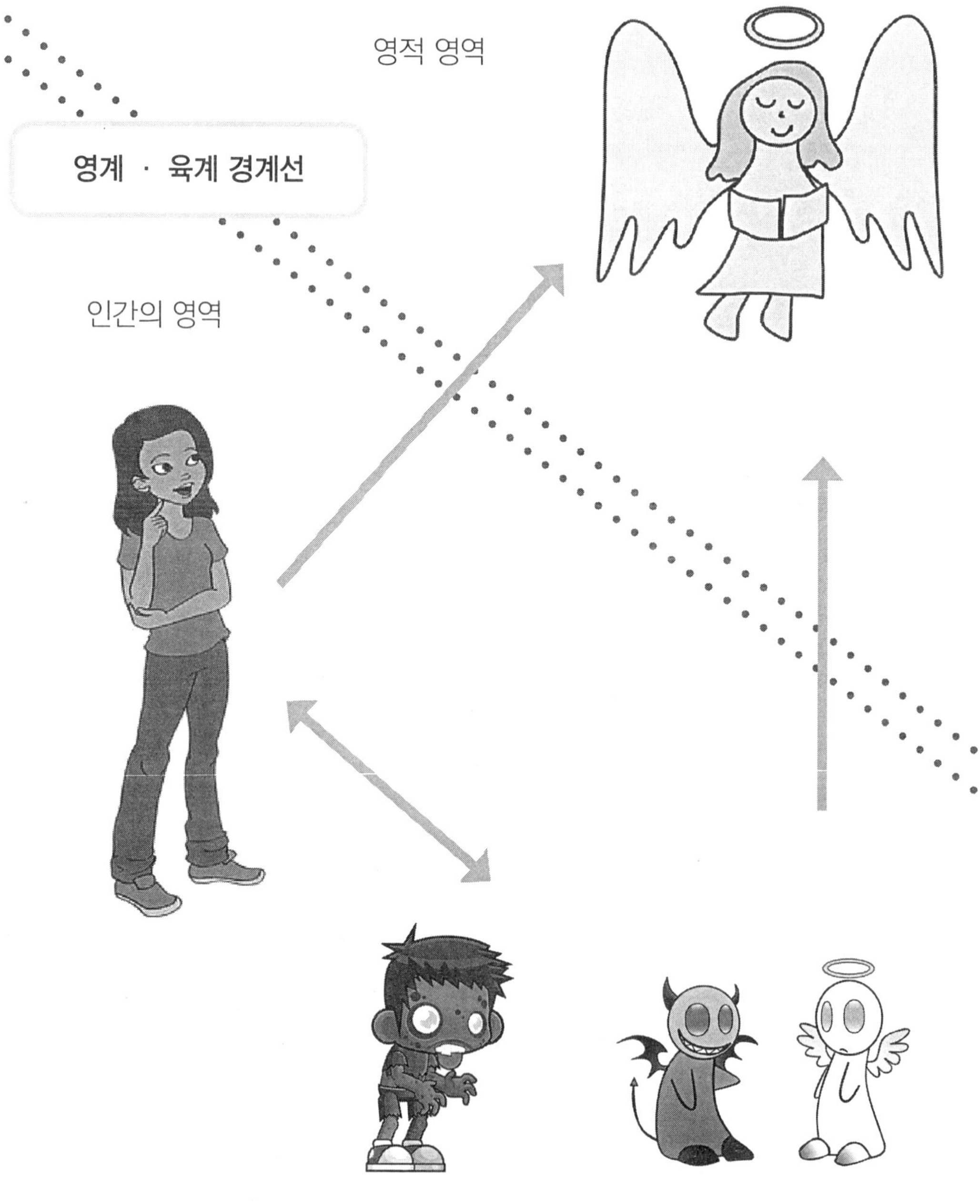

[그림 1] 영육간의 선순환 구조와 악순환 구조

제 1 장

빙의현상의 개관

빙의(憑依, 귀신들림 또는 영혼이 옮겨 붙음, possession)란 사람이 사망하여 육신을 잃은 영혼이 다른 사람의 몸에 들어가거나 붙게 되는 현상을 말한다. 심지어 영혼이 살아있는 사람의 주변을 떠도는 경우에도 빙의현상과 유사한 병증이 나타나기에 체계적인 임상관찰이 필요하다.

빙의와 같은 영적 장애 또는 질환은 전통적으로 종교의 영역에서 치유하던 분야였다. 그러나 정신의학이나 심리상담, 또는 최면심리상담 과정에서 진단하기가 어려우며 현대의학으로 치료하기 어려운 특이한 심신증상의 원인 중 하나로 빙의현상이 작용한다는 것을 발견하였다.

이를 해결하기 위해 정신의학에서는 영적 현상으로 보이는 다수의 임상사례를 기초로 과학적 연구가 진행되어 왔다. 그 결과 근래에는 정신의학 영역에서도 영적 장애를 정신질환의 하나로 설명하고 있다. 세계보건기구에서 정하는 국제질병분류(ICD)와 미국 정신의학회에서 정신 질환의 진단 분류를 위해 공식적으로 발간하는 정신장애의 진단 및 통계 편람(DSM)에서는 영적 장애를 다음과 같이 분류하고 있다.

국제질병분류(ICD)에서는 몽환과 귀신들림 장애(trance and possession disorders)라는 진단명과 다중인격장애(multiple personality disorder)라는 진단명을 구분함으로써 다중인격장애와 구별되는 귀신들림 장애가 있음을 설명하고 있다. 정신장애진단 통계 편람(DSM-Ⅳ)에는 귀신들림(possession)이란 영혼이나 힘, 신 혹은 다른 사람의 영향으로 인해 개인의 정체성에 대한 느낌이 새로운 정체성으로 대체되며 이로 인해 자기 뜻대로 몸을 움직일 수 없거나 기억 상실이 동반되어 나타나는 상태라고 설명하고 있다.

최신판 정신장애진단 통계 편람(DSM-Ⅴ)에서는 빙의 경험을 해리성 정체감 장애의 증상과 근본적으로 동일하다고 여기고 있다. 또한 빙의(possession)는 개인의 생각과 행동이 내면적 자아가 아닌 외부의 존재(예: 타인의 영혼, 귀신, 악귀 등)에 의해 지배되는 현상으로서 자기정체감의 뚜렷한 변화와 더불어 기억상실로 나타난다고 설명하고 있다.

이 책에서 제시하고 있는, 최면을 통한 빙의 영치유 과정에서는 사람에게 빙의된 모든 빙의 영들과 의사소통이 가능하다. 이 과정에서 빙의 영이 누구인지, 어떤 질환을 일으키는지, 생전에 어떤 질병이 있었는지, 빙의된 사람과는 어떤 관계인지, 원하는 것은 무엇이고 어떤 여한이 있는지를 살펴서 해결할 수 있다는 장점이 있다.

특히, 영치유 과정에서 빙의 영이 빙의된 사람과 가족관계로 밝혀졌을 때는 가족들과 풀지 못한 여한을 풀어주어 빙의 영과 서로 해원하는 시간을 갖기도 한다.

1. 빙의현상의 유형과 공통점

빙의현상의 유형은 크게 네 가지로 구분할 수 있다. 첫째, 영혼이 사람의 몸에 침입해 머무는 경우, 둘째, 영혼이 사람의 몸에 붙어있는 경우, 셋째, 영혼이 사람의 주변을 따라다니는 경우, 넷째, 영혼이 일정한 장소, 즉 사람이 거주하는 장소에 머무는 경우가 있다. 이 네 가지 경우 모두 사람의 심신 양면에 이상한 병증이 나타나는 공통점이 있다.

특히 네 가지 빙의 유형 중에 가장 강한 병증이 나타나는 경우는 영혼이 사람의 몸에 침입해 머무는 경우이다. 또한 임상적 관찰을 통해 발견되는 빙의 영혼들 중에는 사람의 영혼뿐 아니라 동물의 영혼이 작용하는 경우가 나타나는데, 이는 종교적 관점들과 맞지 않아 논란이 있으므로 임상관찰을 통해 명확히 검증할 필요가 있다.

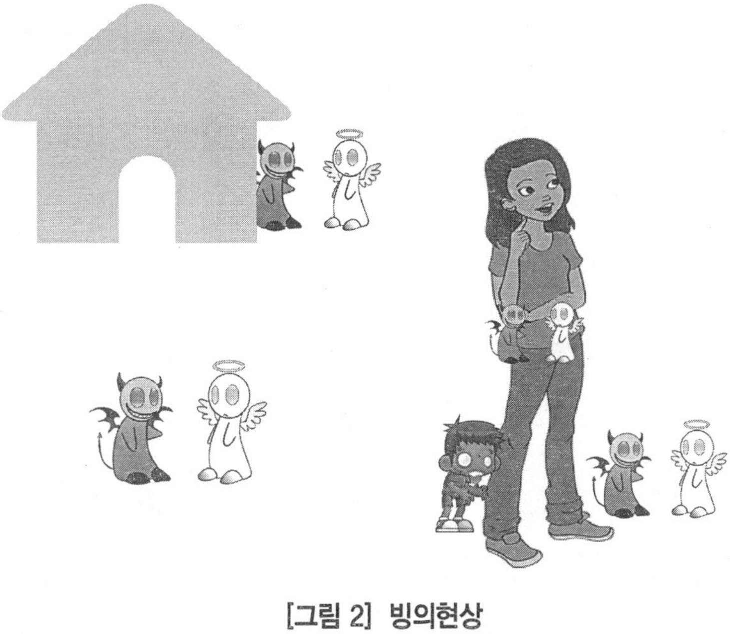

[그림 2] 빙의현상

2. 빙의로 인한 병증의 근본적 원인

빙의된 사람의 신체에 나타나는 병증의 근본적 원인은 대부분 빙의 영이 생전에 앓았던 질병인 것으로 임상사례에서 관찰되었다.

또한 빙의 영이 생전에 치명적 사고로 생을 마친 경우에는 그 당시에 발생한 치명적 상처나 충격이 빙의된 사람의 신체에 그대로 나타나게 된다. 예를 들면 교통사고를 당해 생을 마친 사람의 영혼이 빙의된 경우, 사고로 인한 빙의 영의 치명적 상처와 충격이 빙의된 사람에게 그대로 나타난다. 또 다른 예로는 중풍으로 병을 앓다가 생을 마친 경우 빙의된 사람에게 중풍의 증상들이 나타나게 된다.

따라서 빙의 임상사례들의 공통점이라면 빙의된 사람에게 나타난 병증들은 빙의된 사람의 병이 아니라 빙의 영의 생전 질환, 치명적 상처, 충격의 흔적임을 알 수 있다. 그러므로 빙의 치유는 빙의 영을 치유함으로써 이루어진다는 것을 이해할 필요가 있다.

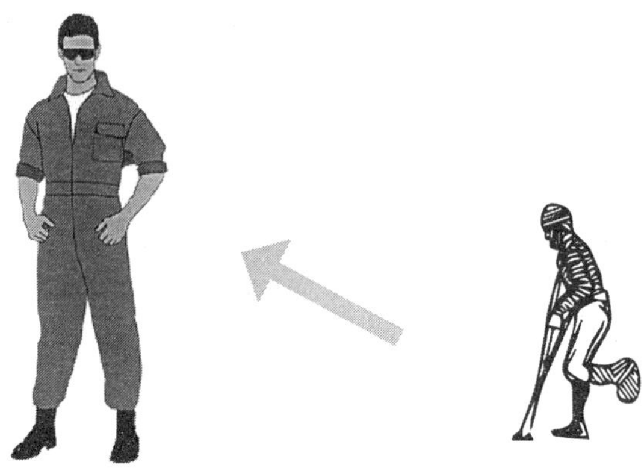

[그림 3] 빙의 병증 원인

3. 빙의 영의 특징

빙의 영의 대표적인 특징은 자연사한 사람의 영혼이 아니라 병사, 사고사한 사람의 영혼이라는 점이다. 물론 모든 병사, 사고사한 영혼이 빙의 영이 된다는 말은 아니라는 점에서 임상관찰을 통해 향후 지속적인 연구와 검증이 필요하다.

그러나 임상사례에서 확인된 빙의 영들은 생전에 치명적 질병으로 인해 삶을 마쳤거나 치명적 사고에 의해 갑작스럽게 삶을 마친 경우가 공통적이었다.

이러한 사례들로 볼 때, 사람이 자연사하였을 때는 영혼이 영적인 세계로 떠나간다는 종교적 신념이나 일반적인 인식과 일치한다고 하겠다. 그러나 어디까지나 보이지 않는 세계와 현상에 대한 추론이어서 임상사례의 공통점들을 통해 조심스럽게 확인해 볼 수밖에 없다는 한계점이 있다.

놀라운 발견은 빙의 영이 어떤 사람에게 빙의되었을 때 빙의된 사람도 고통을 겪게 되지만 빙의 영 또한 생전의 질병과 치명적 상처, 충격으로 인해 지속적으로 고통을 겪고 있었다는 점이다.

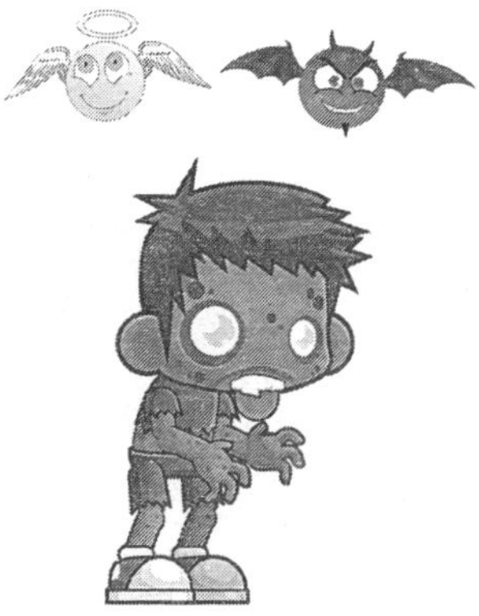

[그림 4] 빙의 영의 특징

4. 빙의되는 과정

빙의 영이 다음과 같은 과정을 통해 사람에게 빙의되는 것을 임상사례를 통해 관찰할 수 있었다.

첫째, 사람이 병사 또는 사고사로 삶을 마치는 순간에 영혼은 고통과 충격으로 인해 혼란 상태에 빠지게 된다.

둘째, 영혼이 자신의 몸에서 빠져 나와 죽었다는 것을 인식하게 된다.

셋째, 영혼은 죽었다는 사실을 인식한 후 큰 혼란에 빠진다.

넷째, 영혼은 한 동안 방황하는 시간을 보내다가 가족이나 지인 또는, 전혀 모르는 사람에게 빙의된다. 간혹, 사망한 직후 빙의되는 경우도 있다.

다섯째, 빙의 영이 사람에게 빙의된 후 빙의된 사람의 건강 상태의 좋고 나쁨에 따라 천천히 또는 즉시 빙의 영의 생전 질환이나 충격이 나타나게 되면서 빙의된 사람이 고통을 겪게 된다. 그리고 빙의 영이 겪은 생전의 질환이나 충격이 얼마나 강했느냐에 따라 빙의된 사람의 고통의 정도가 달라진다.

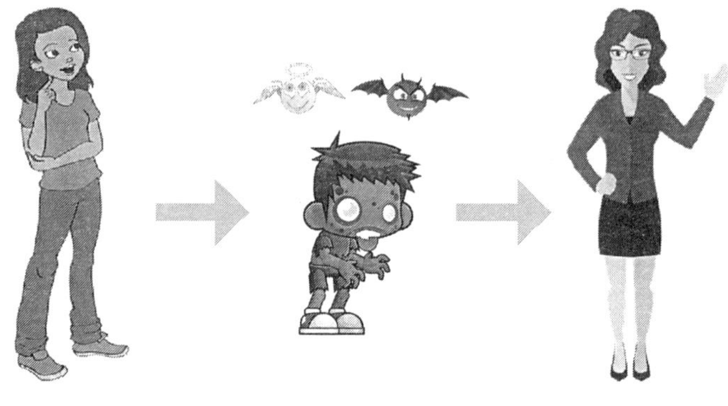

[그림 5] 빙의되는 과정

5. 빙의된 신체의 위치

빙의 영이 어떤 사람에게 빙의 되면 특정한 위치에 이상한 반응, 증상, 병, 고통이 나타나게 된다. 이는 앞서 설명한 것처럼 빙의 영이 생전에 앓았던 질병이나 사고로 인한 상처와 충격들이 나타나는 것이다. 따라서 빙의된 사람의 질병이 아니라는 점이 빙의현상의 특징이다.

임상관찰에서 발견된 빙의 영이 머무는 신체의 위치는 빙의된 사람이 고통을 호소하는 위치, 이상한 반응의 위치, 병증을 보이는 위치들이다. 만약 빙의된 사람이 어떤 위치의 신체에 고통이나 병증을 호소한다면 그 위치에 빙의 영이 머물고 있기에 반복적으로 탐색하면 빙의 영을 발견할 수 있게 된다.

예를 들면 빙의 영이 생전에 교통사고로 머리를 심하게 다쳐서 사망했다면 빙의된 사람의 머리에 이상한 반응, 증상, 고통이 나타나게 된다. 특히 빙의 영이 생전에 머리의 오른쪽이 크게 손상됐었다면 빙의된 사람의 우측 머리에 심한 반응이나 통증이 나타나게 된다.

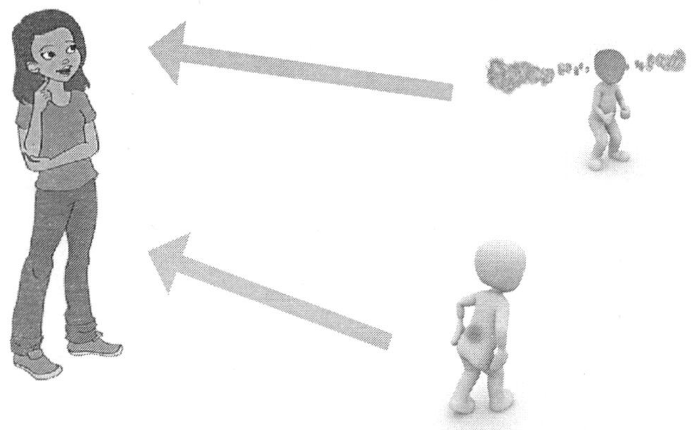

[그림 6] 빙의된 신체의 위치

6. 빙의되는 사람의 특징

빙의 되는 사람에게 나타나는 특징은 다음과 같다.

1) 신체적으로 취약한 건강상태를 보인다.
2) 정신적으로 많은 고통을 겪는다.
3) 어떤 충격을 일시적으로 또는 지속적으로 받는다.
4) 평소에 건강했는데 갑자기 신체 또는 정신적 병증이 나타난다.
5) 돌아가신 가족의 병, 증상, 장애가 나타난다.
6) 사람이 죽는 장면을 목격했거나 장례식에 참석 후 증상이 나타난다.
7) 내림굿을 받았거나 굿하는 장소에 참여한 후 증상이 나타난다.
8) 환청, 환시, 이상행동이 나타난다.
9) 돌아가신 분 또는 특정한 인물이 반복적으로 꿈에 나타난다.
10) 악몽, 가위눌림이 반복된다.
11) 종교집회, 심령술, 흉가체험, 공포체험 후 증상이 나타난다.

위에서 열거한 경우 외에도 다양한 특성들이 더 있지만 요약한 바와 같이 위와 같은 조건들에 접촉, 노출되지 않는 것이 빙의에 대한 예방책이라고 할 수 있다.

특히 몸과 마음의 건강관리가 매우 중요하며 영적인 접촉이 발생할 수 있는 장면, 장소는 가능하면 피하는 것이 좋겠다. 위와 같은 이상한 반응이 나타나는 경우에는 전문가의 도움을 통한 확인과 해결을 위한 노력이 필요하다.

7. 빙의 병증으로 인한 악순환

빙의가 되면 빙의 영의 생전 질환, 치명적 상처, 충격 등이 빙의된 사람에게 나타난다. 빙의로 인한 증상과 그로 인한 고통은 일상생활에 막대한 지장을 주고 견디기 힘든 장애요소로 작용한다.

이때 빙의된 사람과 그 가족은 큰 혼란에 빠지게 되고, 이를 해결하기 위해 가장 먼저 병원을 찾아 신체에 나타난 증상에 대해 다양한 검사와 치료를 시도한다. 그러나 많은 비용과 시간을 허비하게 될 뿐, 증상이 개선되지 않는다. 그래서 다음 단계로 정신질환을 의심하여 정신과병원을 찾아 한동안 약물치료를 시도한다. 그러나 이 또한 효과가 없음을 발견한다. 이처럼 의료기관을 통한 치료는 실망스러운 결과로 이어진다. 그러다가 최후의 수단으로 무속인, 도인, 종교인, 민간요법들을 찾아다니며 막연한 기대 속에서 고통스러운 시간을 보내게 된다. 이런 과정에서 간혹 치료가 되거나 일시적으로 회복되는 경우도 있지만 공통점은 근본적인 해결이 되지 않아서 악순환의 고리에 빠져 혼란과 고통을 지속하게 된다는 것이다.

이러한 악순환의 원인은 빙의 영과 빙의로 인한 증상 그리고 해결방법에 대한 연구가 체계적으로 이루어지지 않아서, 일반인들은 물론 전문가들조차도 이에 대한 명확한 이해가 없고 또한 적절한 해결책을 가지고 있지 못하다는 데에 있다. 즉 정확한 정보를 알지 못함으로 인해 개인과 가족 그리고 사회적으로 큰 손실이 발생하는 것이다.

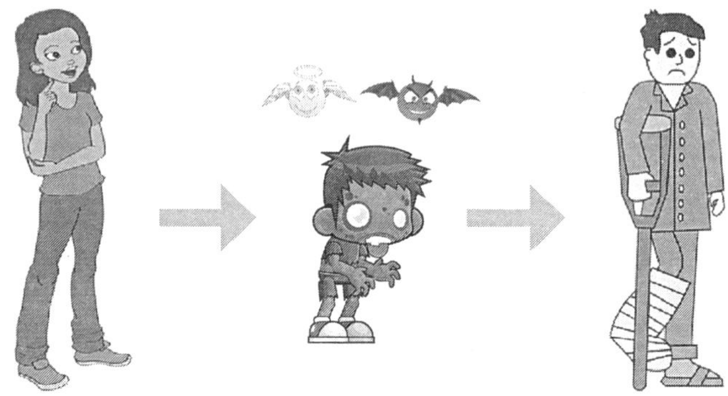

[그림 7] 빙의 병증으로 인한 악순환

8. 빙의 영은 구제와 치유의 대상

빙의 영은 구제의 대상이며, 치유의 대상이다. 앞서 설명한 바와 같이 빙의 영은 병으로 인해 사망했거나 치명적인 사고로 삶을 마친 영혼들이다. 이들은 자연스러운 삶의 과정을 거쳐 죽은 것이 아니라, 불쌍하고 불행하게 삶을 마친 후 그 충격으로 인해 영혼의 세계로 떠나지 못하고 떠돌다가 살아있는 사람에게 빙의되는 것이다.

문제는 빙의된 영혼이 생전의 고통에서 벗어나지도, 영혼의 세계로 떠나지도 못하고 계속 고통 받는 동시에 빙의된 사람에게도 큰 고통을 주고 있다는 점이다. 즉 빙의 영은 자신의 힘으로는 영혼의 세계로 떠날 수 없게 된 영혼이며 그 곳으로 떠날 기회를 잃고, 살아 있는 사람에게 빙의되어 지속적으로 고통을 당하고 있는 것이다.

따라서 빙의 영은 빙의된 사람의 고통을 해소하기 위해서 퇴치, 퇴마, 박멸, 공격할 대상이 아니라, 구제해야할 대상이며 치유하여 영적 세계로 떠날 수 있도록 도와줘야할 불쌍한 영혼들이다. 그들은 구제와 치유의 도움을 간절히 원하고 있다.

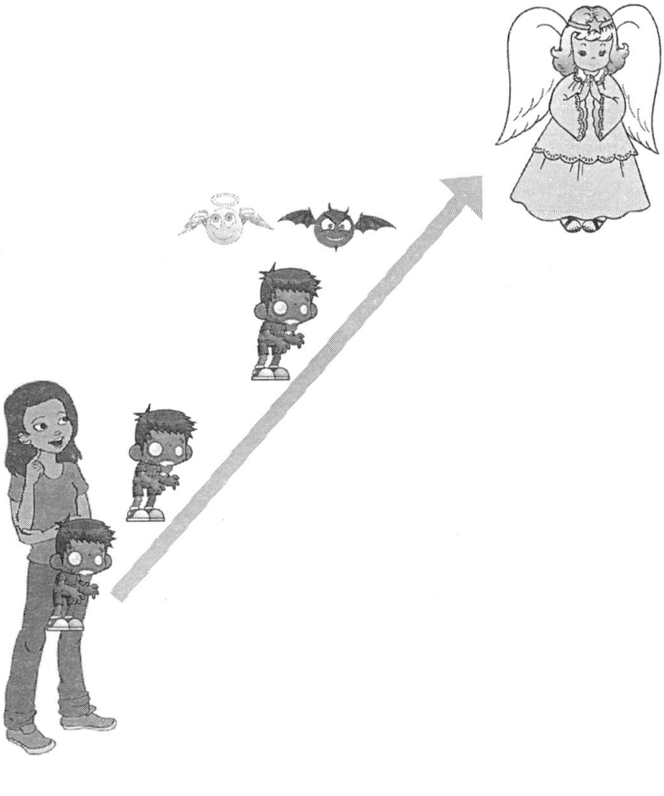

[그림 8] 영혼들의 소원은 영계로 떠나는 것

9. 빙의현상 사례

(1) 만성 위장장애를 앓던 주부

내담자는 30대 후반의 직장생활을 하는 부인이었다. 내담자는 어린 시절부터 항상 소화불량으로 고생을 했고, 그로 인해 음식을 잘 먹지 못해서 늘 힘이 없고 허약했다고 했다. 소화불량을 치료하기 위해서 양의학, 한의학, 민간요법까지 다양한 시도를 했으나 잠시 개선되었다가 다시 소화불량이 되기를 반복하였다.

내담자를 최면상태로 유도하여 검사하는 과정에서 윗대 할머니가 빙의된 것을 확인할 수 있었다. 빙의된 영혼인 윗대 할머니는 시집와서 아이를 낳지 못하고 속병을 앓다가 죽게 되었다고 호소하였다. 그는 내담자가 4살 때 몸속으로 들어갔고 그 후부터 내담자의 위장장애가 시작되었다고 했다.

최면상태에서 빙의 영을 치유한 후 영적 세계로 떠나도록 인도하여 내담자에게서 분리하였다. 내담자 몸속에 머물던 윗대 할머니 영이 떠나기 전에 미역국에 흰쌀밥 한 그릇 먹고 가고 싶다는 소원을 말해서 소원을 들어주었고 빙의 영은 감사한 마음으로 떠나갔다. 할머니 영은 살아서도 항상 속병으로 음식을 제대로 먹을 수 없었기 때문에 밥 한번 잘 먹고 싶은 것이 간절한 소망이었던 것이다.

내담자는 단 1회 영치유를 통해 소화불량 증상이 완전히 없어졌다.

(2) 13년 간 지속된 중년 남성의 간질

내담자는 중년 남성으로 고교시절에 발병한 간질이 30대 초반까지 반복해서 발작을 일으켰다고 한다. 이로 인해 언제 또 발작이 나타날지 모른다는 극심한 예기불안에 시달리고 있었다.

그는 직장에서 불리한 조건을 감내하며 더 열심히 해야 한다는 강박사고를 가지고 있었다. 간질로 인해 직장을 자주 옮기면서도 자신의 어려움을 이겨내고 탁월한 실력발휘를 하지 않으면 안 된다는 강박사고는 반복되었다. 또한 강하게 살아야 한다는 생각으로 어려움을 견디기 위해 여러 스트레스들을 강하게 억압하면서 심리내면에는 분노가 쌓이게 되었다. 그러다가 어떤 자극이 주어지면 자제력을 잃고 분노가 폭발하였는데 이런 상황이 되풀이되면서 대인관계에 어려움을 겪고 있었다.

최면상태로 유도하여 검사한 결과, 초등학교 3학년 때, 친구가 트럭에 치여 죽는 장면을 목격했고 그 친구의 영혼이 사망 직후 내담자에게 와서 함께 다녔다는 것을 알 수 있었다. 빙의 영에 의하면 내담자를 따라다니기도 하고 몸에 붙어있기도 하고 간혹 몸속에 들어가 있기도 하다가 나중에는 완전히 몸속에 정착했다고 한다. 특이한 점은 내담자는 교통사고로 머리 우측면에 충격을 받은 일이 있었고 그 사고로 인해 간질이 발생한 것으로 추정하고 있었다. 그러나 교통사고로 사망한 초등학교 친구는 사망할 당시 좌측머리에 충격을 받았다고 한 것을 보면 뇌를 크게 다친 빙의 영에 의해 간질이 발생한 것으로 추정되었다.

빙의 영 치유는 1회 진행했고 초등학교 친구 영은 영적인 세계로 떠나게 되었다. 내담자에게 잔류하던 두통증상은 소멸되었다.

(3) 학습부진 중학생

내담자는 중학교 남학생으로, 내방할 당시 등교거부, 학습부진, 반항, 게임중독, 과식, 비만, 꾀병 등의 문제를 반복적이고 지속적으로 보이고 있는 상태였다. 최면상태로 유도하여 검사한 결과, 머리와 가슴에서 거지 할아버지 영이 발견되었고 이들이 공부를 방해하며 폭식을 하게 하고, 두통과 더불어 목과 가슴의 통증을 유발하는 것으로 밝혀졌다.

또한 복부에서 강도 영혼과 강도에게 살해된 영혼이 함께 발견되었다. 살해된 영혼이 강도를 쫓아다니며 계속 복수하고 있었는데, 칼로 강도가 자신을 찌른 배 쪽을 찌르고 있었다. 이와 관련해 내담자가 어릴 때 대장염으로 수술한 병력이 있다는 것을 확인했다.

최면상태에서 빙의 영을 치유한 후 영적인 세계로 떠나도록 인도하였다. 이후 그 학생은 여러 증상이 사라져 원만한 학교생활을 하게 되었다.

이 사례와 같이 빙의현상을 검사하다보면 한 사람에게 다수의 빙의 영이 있는 경우가 많다. 반면에 한 사람에게서 1명의 빙의 영이 발견되는 경우는 상대적으로 적은 것이 사실이다.

(4) 등교 거부하는 고등학생

내담자는 고등학교 남학생으로 평소에 성적이 매우 우수한 편이었다. 그러나, 내방하였을 때는 패싸움에 연루되어 있었고, 여자 친구와 갈등이 있어서 학교에 가지 않겠다며 부모님과 갈등하고 있었다. 신체의 증상으로는 좌측 갈비뼈 사이에 통증이 있었는데 일상생활에 지장을 줄 정도로 큰 불편을 겪고 있다고 호소하였다.

최면상태로 유도하여 검사해본 결과, 외국인 빙의 영을 발견하게 되었다. 빙의 영은 네덜란드 여자와 남자아이로 좌측 가슴 옆에 있었다. 처음에 한국말로 소통이 되지 않아서 영어로 대화를 시도하여 찾게 되었다. 여자는 아이의 어머니였는데 병을 앓다가 사망하였고 남자아이도 그 후 굶주림 끝에 사망하였다. 이들 영혼은 미국으로 가고 싶어서 들어왔다고 한다.

특이한 것은 이 영혼들은 원래 남학생의 여자 친구의 몸에 있으면서 동일한 증상을 보여 왔는데, 첫 만남이 있던 날 남학생 쪽으로 들어왔다고 한다. 영 치유 1 회 후, 영들은 영적인 세계로 떠났고 그 남학생은 방학 때 미국으로 어학연수를 떠났다.

(5) 대구 사투리 쓰는 빙의 영

내담자는 경상도 00에서 온, 발달장애와 비슷한 증상을 보이는 20대 후반의 여성으로 어려서부터 현재까지 여러 가지 병으로 고생을 했다. 이를 해결하기 위해 정신과 약물치료, 기도 등을 오랫동안 해왔지만 여전히 증상이 개선되지 않았다. 어떤 방법으로도 안 되니 최면이라는 것도 해보자는 심정으로 왔다고 했다.

최면상태로 유도하여 검사해 본 결과, 할아버지, 할머니 그리고 삼촌이라고 주장하는 빙의 영들이 나타났다. 매우 특이한 점이라면 빙의 영들이 살았다고 하는 시대가 아주 오랜 옛날이어서 사용하는 언어가 현재에 사용하는 경상도 사투리가 아니었다는 점이다. 심지어 함께 온 보호자들도 알아듣기 곤혹스러워 할 정도로 심한 사투리였다. 또한 각각의 말투와 개인적 특성이 크게 차이가 나는 것을 알 수 있었다.

빙의 영들을 원만하게 치유하자 영들은 영적 세계로 떠나갔다. 영 치유 작업이 종료된 직후 내담자의 안색이 아주 밝아졌고 정신도 또렷해진 것을 확인할 수 있었다.

위의 임상사례들을 통해, 인간의 삶에 고통과 지장을 주는 질병에는 다양한 원인이 작용하며, 그 원인 중에는 영적인 문제도 있다는 것을 명백히 확인할 수 있었다.

그리고, 빙의현상으로 고통 받는 내담자들의 큰 특징은 영 치유 작업을 통해 빙의 영이 떠난 후 바로 변화가 나타나고 빠르게 심신건강이 회복된다는 점이다.

제2장

무병현상의 개관

무병(巫病)이란 무속인이나 박수가 되기 전에 무속 신령에 접하여 앓는 병증, 즉 접신(接神)현상에 의해 발생하는 병증을 의미한다. 또한 신병(神病)이란 이미 내림굿을 통해 신을 받은 강신무(降神巫, 무속인, 박수)에게 나타나는 병증을 말한다. 이는 저자가 무병과 신병을 신내림 전후를 기준으로 구분할 필요가 있어 개념을 정의한 것이다.

일반적으로 무병과 신병을 거의 동일한 의미로 사용하고 있지만 임상사례를 통해 확인한 결과, 구분이 필요하여 개념을 재정의 하였다. 여기에서 병이라고 하지 않고 병증이라는 용어를 사용한 것은 신체질환과 정신질환이 현대의학으로 검증되는 의학영역의 질환인 반면, 영적 질환인 빙의, 무병, 신병은 현대의학의 진단방법으로 검증하여 어떠한 병이라고 명명하기에는 한계가 있기 때문이다.

무속인이 되기 전에 앓는 무병은 어떤 의학으로도 치료되지 않고 오직 내림굿(강신제; 降神祭)을 통해 병이 낫게 된다고들 한다. 어떤 사람이 무병을 앓는다는 것은 신의 선택을 받은 증거이며 필연적으로 무속인이 되어 점사를 보는 능력을 부여받게 될 것을 예고한다는 것이다. 일반적인 무병의 현상은 꿈 또는 생시에 무속 신령들이 나타나고 이유 없이 육체와 정신적 고통들이 지속된다.

또한 접신이 되어 무병을 앓게 되면 신내림굿 전에 이미 예언능력, 예지몽, 신통력 등이 발현되어 주위 사람들을 놀라게 한다. 무병과 신병현상의 공통점은 무속 신령들이 빙의현상과 매우 유사한 형태로 사람의 몸속으로 들어오거나 몸에 붙거나 따라다니며, 예언능력, 치유능력, 예지몽과 같은 신통력을 나타내게 된다는 점이다.

무병을 앓는 사람들은 무속인의 길과 개인의 삶의 길을 두고 장기간 심각한 고뇌의 시간을 보내게 된다. 이 과정에서 대체로 신어머니의 인도로 신내림굿을 받게 되면서 개인의 삶을 포기하고 신의 선택을 받은 삶, 즉 무속인의 삶을 살아가게 된다. 그럼으로써 개인의 삶이 모두 단절되고 오직 신령의 대리인으로 살아가야 하며 이는 그들에게 크나큰 고통으로 작용한다.

여기에서 매우 신중히 생각해야 할 점은 일반인들이 빙의현상, 무병, 신병과 같은 영적 장애 및 현상에 대한 이해가 부족하여 이런 저런 치료를 전전하다가, 신을 받으면 낫는다는 말에 모두 신내림굿을 받는 큰 실수를 한다는 점이다. 이는 악순환의 고리로 빠져드는 일이며, 혹 떼려다 혹 붙이는 일이라고 할 수 있다.

한 집안에 윗대로부터 무속일이 대물림되고 있는 강신무(降神巫)가 아닌 경우라면 빙의 영치유 과정을 통해 영적 장애로부터 벗어나 심신 건강을 회복하고 정상적인 삶을 살아갈 수 있다는 점을 알리고 싶다.

특히 정신질환 중에 조현병(정신분열증), 다중인격장애, 해리장애 등은 영적 장애(빙의, 무병, 신병)와 유사한 증상을 보이기 때문에, 환자는 이를 구분하지 못하는 보호자에 이끌려 신내림굿을 받게 되면서 더 심각한 상태에 빠지게 되는 안타까운 일이 발생하고 있다.

그러나 대물림되는 강신무(降神巫)에 접신한 신령들은 영치유를 통해 병증을 완전히 해소하기에는 아직 한계점이 있음을 밝힌다. 무병의 근원이 되는 무속 신령들이 영치유를 통해 완전히 떠나는 경우와, 강력히 저항하여 머무는 경우가 임상관찰을 통해 드러났기 때문이다.

무병을 해소하기 위한 영치유 과정에서는 무병환자에게 접신된 모든 신령들과 의사소통이 가능하다는 장점이 있다. 따라서 무병환자에게 어떤 신령이 접신하는지, 어떤 신령이 어떤 역할을 하는지, 신령들이 원하는 것은 무엇인지, 신령들과 무병환자의 집안 내력은 어떤 관계인지 등을 알아내어 문제를 해결할 수 있는 좋은 기회가 된다.

또한 무병현상을 일으키는 원인이 모두 무속신령만이 아니라 잡신이 '아는 소리'하며 장난하는 경우도 있고, 빙의 영의 병증인 경우도 있기 때문에 영적 존재의 특성에 따라 구분하여 적절히 대처할 필요가 있다. 이는 매우 신중하게 관찰해야 하므로 다양한 사례에 대한 고찰과 훈련이 필요한 작업이다.

1. 무병현상의 유형과 공통점

무병현상의 유형은 빙의현상과 크게 다르지 않지만 차이점이 있다.

첫째, 무속 신령이 무병을 앓는 사람의 몸속에 침입해 머무는 경우, 둘째, 무속 신령이 무병을 앓는 사람의 몸에 붙어있는 경우, 셋째, 무속 신령이 무병을 앓는 사람의 주변을 따라다니는 경우, 넷째, 무속 신령이 일정한 장소, 즉 사람이 거주하는 장소에 머무는 경우가 있다. 무병을 앓는 사람도 빙의현상과 같이 무병 앓는 사람의 심신 양면에 이상한 병증이 나타난다.

큰 차이점이라면 무병을 앓는 경우 신내림굿을 받기 전부터 신통력, 예언능력, 치유능력 등이 발현되는 점이며 이를 기초로 일반적 빙의현상과 무병을 구분할 필요가 있다.

즉 빙의현상은 빙의된 사람에게 심신 양면에 병증만 나타나지만 무병은 심신의 병증과 함께 신통력, 예언능력, 치유능력 등이 나타난다. 이러한 신통력들이 발현되기 때문에 때로는 자신을 신비스러운 능력자, 가치 있는 존재, 우월한 존재로 느끼게 되어 무속인의 삶을 선택하는 경우도 있다.

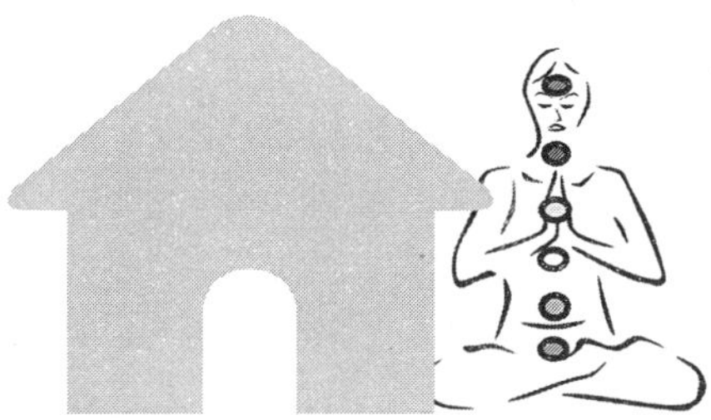

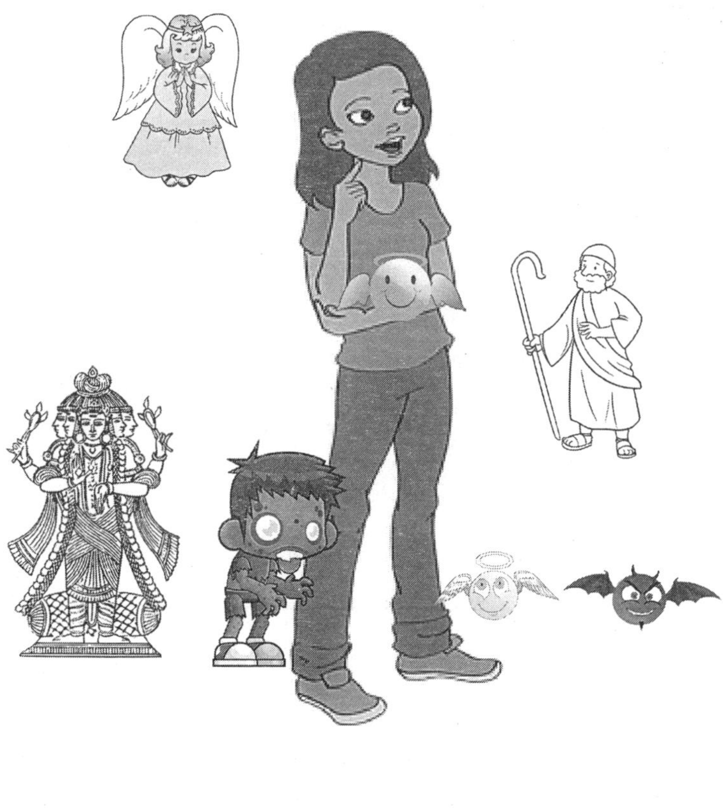

[그림 9] 무병현상

2. 무병의 근본적 원인

무병으로 인해 접신된 사람의 신체에 나타나는 병증의 근본적 원인은 빙의 영과 크게 다를 바 없다. 즉 무병의 근본 원인은 접신된 신령들이 앓았던 생전의 질병 또는 장애이며, 이것이 접신된 사람에게 나타나는 것임을 임상관찰을 통해 발견하였다.

이는 빙의 영의 경우와 마찬가지로, 접신된 신령들도 어떤 이유로 인해 삶을 마치고 사망한 영혼들이라는 의미이다. 따라서 무병에서 나타난 여러 증상들 중에 신체질환, 정신질환들은 신령들이 생전에 앓던 신체질환과 정신질환이 무병환자에게 나타나는 것이다.

여기에서 신통력, 예언능력, 치유능력과 같은 현상이란 어떤 것인지 의문이 있을 수 있다. 최면 영치유 과정에서 만나게 된 접신되는 신령들은 대물림하는 강신무(降神巫)의 윗대 조상이라고 밝히는 경우가 있고, 강신무의 윗대 조상과 상관없는 경우도 접신되는 것으로 나타났다.

영치유 과정에서 무속신령과 대화해보면 인간의 세계와 거의 유사한 영적인 세계가 있다는 점이 진술되고 있다. 이는 더 많은 임상사례를 관찰하여 검증할 필요가 있다.

예를 들면 강신무가 점사를 볼 때 잘 맞을 때와 잘 맞지 않을 때가 있는데, 이는 신령이 영적인 세계에 공부하러 가는 경우가 있어서라고 한다. 즉 신령이 강신무의 몸에서 떠났기 때문에 점사를 볼 수 없는 경우가 있다는 것이다. 이는 무속인들을 통해서도 그런 경우가 있다는 점을 확인할 수 있었다.

따라서 무병환자에게서 나타난 신통력들은 신령들이 영적

세계에서 전문 분야별 공부를 해서 얻는 결과임을 알 수 있었다. 이를 통해 볼 때 결론적으로, 신통력을 지닌 무속 신령이 접신되어 무병이 발현될 때 무속 신령의 신통력이 나타나는 것임을 알 수 있다.

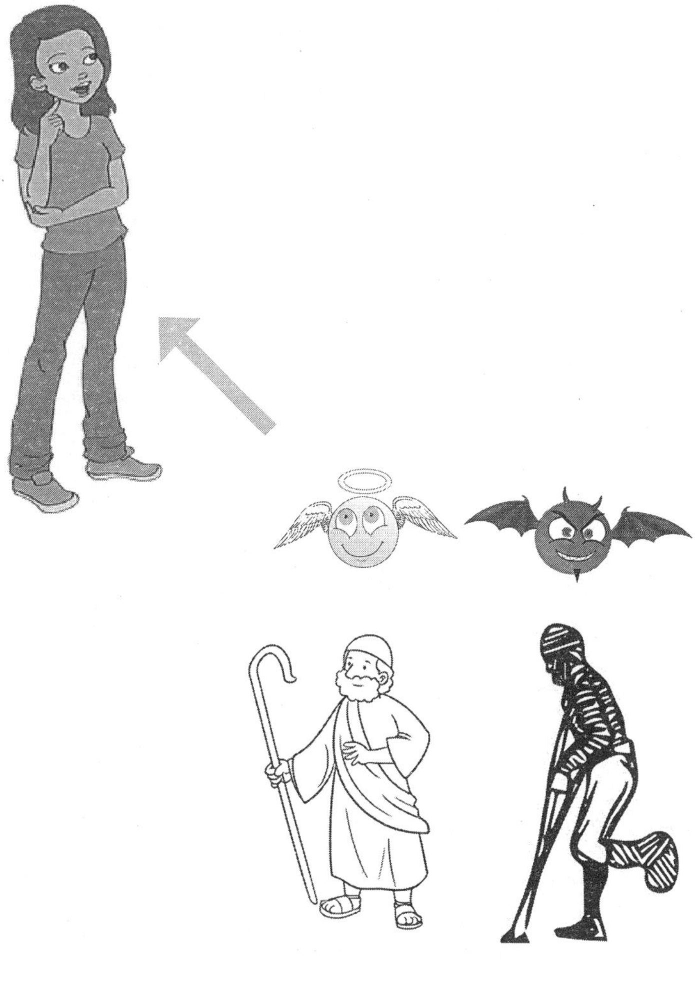

[그림 10] 무병의 원인

3. 무병 신령의 특징

무병의 원인이 되는 무속 신령은 본질적으로 생을 마친 사람의 영혼이다. 이들 역시 일반적인 빙의 영처럼 병사, 사고사한 사람의 영혼이 많기는 하나, 무업을 가업으로 하는 세습무 또는 강신무의 윗대 조상 신령이라고 밝히고 있다는 점에서 큰 차이점이 있다.

심지어 엄청난 세월을 반복적으로 지속해서 강신무 집안의 자손에게 접신하여 내려오는 신령이 있다는 점을 확인할 때가 있었다. 이들 신령은 마치 불생불멸의 존재인 듯이, 강신무가 병들어 역할을 하지 못하게 되면 그 집안의 자손에게 옮겨가 그 존재를 지속하고 있음을 확인할 수 있었다.

이처럼 무업을 가업으로 하는 세습무 또는 강신무에 접신하여 강한 신통력을 발현하는 경우가 있는가 하면, 잡신(雜神) 또는 잡귀(雜鬼)라고 불리는 영적 존재들이 무병을 일으키는 경우도 있다. 이들 영적 존재들은 영적 세계의 정보를 조금씩 '아는 소리'하며 대접받으려고 마치 자신이 영험한 신령인 듯이 속이기도 한다. 따라서 영치유 과정에서는 접신된 영적 존재들의 특징들을 정확히 파악하여 적절히 대처할 필요가 있다.

어떤 경우든지 신통력을 제외한 심신 양면의 질환처럼 나타나는 모든 병증들은 접신한 신령들의 생전 질병의 흔적들이 무병환자에게 나타난 것이다.

4. 무병이 발현되는 과정

무병의 원인은 앞서 설명한 것처럼 무속 신령들이며, 이 신령들이 무속인으로 선택된 사람에게 접신되면서 무병은 발현한다. 다음은 무병을 앓는 환자를 영치유하는 과정에서, 접신된 신령들과 대화하며 확인한 내용들을 정리한 것이다. 이미 무속 영역에서 알려진 것도 있고 처음 밝혀진 내용도 있을 것으로 생각된다.

첫째, 현직 무속인이 병들고 늙어서 무속인 역할을 수행하기 어려워진 경우에 그 주위에 직계 가족, 확대 가족, 가까운 지인들에 신령들이 이동하는 과정이 있고 이 과정에서 접신되며 무병이 발현된다.

이런 무병이 발생하면 세습무 또는 강신무들은 무병을 앓는 사람을 '신까무리'라고 부르고 그 사람에게 '신끼'가 있다고 하며 검증하기도 하고 최종적으로 신내림굿을 통해 신을 받고 신어머니의 제자가 되도록 한다.

둘째, 현직 무속인이 사망하였을 때에도 역시 무속 신령들은 첫 번째의 경우와 같이 가족 또는 무속인의 지인들 중에 한 명으로 이동한다. 이러한 신령들의 이동을 통해 차세대 무속인을 선택하여 대물림하며, 간혹 접신되었다가 다시 다른 사람으로 이동하는 사례도 있었다. 이는 접신된 사람이 신까무리로서 적합하지 않을 수도 있다는 의미이다.

셋째, 신까무리를 선택하지 못하면 신령들은 적합한 신까무리가 나타날 때까지 공부를 하는 장소에 머무른다고 한다. 이는 무속인 집안에서 한동안 무업을 하지 않았는데 어느 날 갑자기 가족 중에 무병이 발생하는 예를 통해 알 수 있다. 언론에 나온 아주 어린 무속인 중에 집안에 한동안 무속인이 없었다고 하는 이가 있었다. 그러나 추적해보니 조상 중에 영험한 무속인이 있었음이 밝혀졌다.

어떤 경우이든 무병은 세습무, 강신무의 신령들이 차세대 무속인에게 이동하면서 신령이 앓던 생전의 신체질환, 정신질환, 장애가 병증으로 발현되는 것이다. 다시 정리하자면 무병의 특징은 심신 양면의 병증과 함께 신통력이 동반하여 나타나는 것이다.

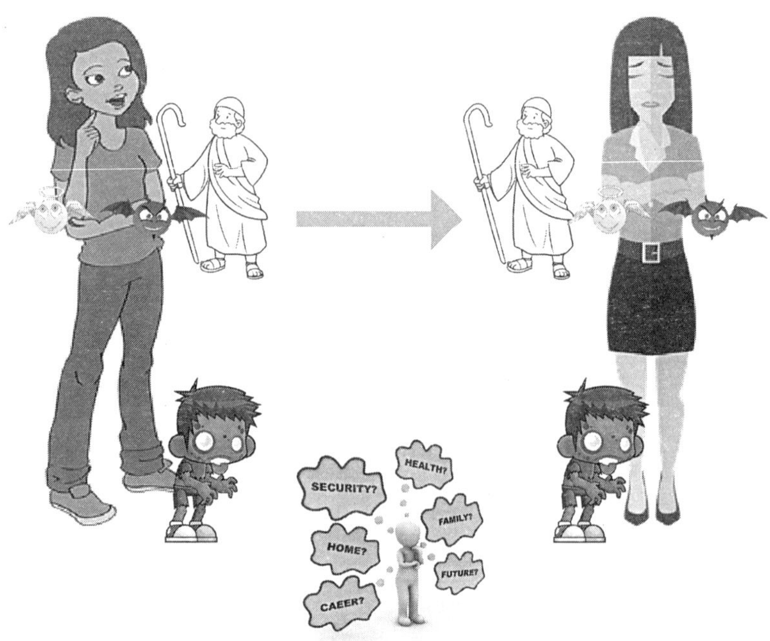

[그림 11] 무병이 발현되는 과정

5. 무병이 발현되는 신체의 위치

신령이 사람에게 접신되면 무병을 앓는 사람의 신체 중 특정한 위치에 이상반응, 증상, 병, 고통이 나타나게 된다. 이는 앞에서 밝힌 바와 같이, 빙의현상을 기초로 이해할 필요가 있다. 즉 무병은 신령이 생전에 앓았던 신체질환, 정신질환, 장애가 무병환자에게 나타나는 것이다. 따라서 무병은 접신된 사람, 즉 무병환자의 병력과는 전혀 상관없는 병증으로 나타나는 특징이 있다.

또한, 빙의현상과 마찬가지로 무병이 나타난 신체의 위치에는 신령이 머물고 있음을 임상관찰을 통해서 확인하였다. 이와 같이 빙의와 무병을 영치유할 때 빙의 영이 머무는 위치와 무병을 일으키는 신령이 머무는 위치는 병증을 나타내는 신체 부위라는 공통점이 있다. 따라서 무병을 영치유할 때 신령을 발견하기 위해서는 무병 환자가 신체의 고통, 병증을 호소하는 위치를 반복적으로 살펴보아야 한다.

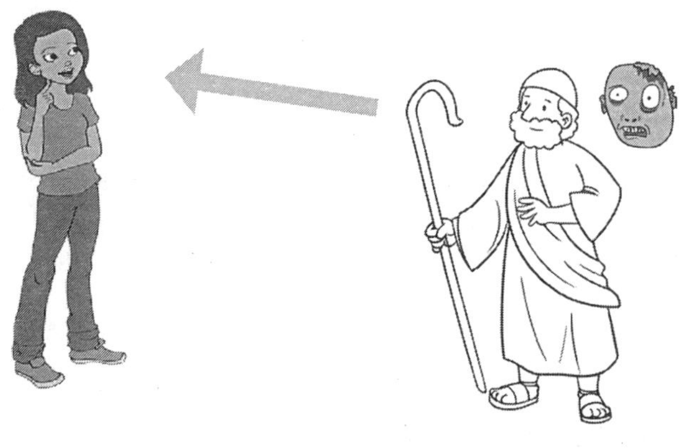

[그림 12] 무병이 발현되는 위치

6. 무병이 발현되는 사람의 특징

무병이 나타나는 사람들의 공통점은 기본적으로 빙의되는 사람들의 특징과 매우 유사하지만 몇 가지 다른 점이 있다.

첫째, 다음과 같은 빙의현상의 특징이 기본적으로 나타난다.

1) 신체적으로 취약한 건강상태를 보인다.
2) 정신적으로 많은 고통을 겪는다.
3) 어떤 충격을 일시적 또는 지속적으로 받는다.
4) 평소에 건강했는데 갑자기 신체 또는 정신적 병증이 나타난다.
5) 돌아가신 가족의 병, 증상, 장애가 나타난다.
6) 사람이 죽는 장면을 목격했거나 장례식에 참석 후 증상이 나타난다.
7) 내림굿을 받았거나 굿하는 장소에 참여한 후 증상이 나타난다.
8) 환청, 환시, 이상행동이 나타난다.
9) 돌아가신 분 또는 특정한 인물이 반복적으로 꿈에 나타난다.
10) 악몽, 가위눌림이 반복된다.
11) 종교집회, 심령술, 흉가체험, 공포체험 후 증상이 나타난다.

둘째, 무병만의 특징은 다음과 같다.

1) 신령이 꿈에 나타나거나 생시에도 보이는 현상이 있다.

2) 사람을 접촉했을 때 그 사람의 운명을 술술 말한다.

3) 자신의 의지와 상관없는 말이나 행동을 한다.

4) 신통력, 예언능력, 치유력이 자신도 모르게 발현한다.

5) 무속신령에 이끌려 홀연히 특정 장소로 이동하기도 한다.

무병의 가장 큰 문제점이라면 무병환자가 원하지 않는 접신으로 인해 개인적으로 원하는 삶을 살 수 없게 된다는 점이다. 이런 이유로 인해 신령들이 요구하는 무속인의 길을 회피하고 거부하는 갈등과 고통의 시간을 장기간 겪는 것이 일반적이다.

세습무 또는 강신무가 결국에는 무업을 받아들여 무속인의 길을 걷는 예가 많은 것을 보면 거부할 수 없는 영적인 작용이 있음을 알 수 있다.

영치유 과정에서, 무업을 가업으로 대물림하는 세습무 또는 강신무 자손에 접신한 신령들을 비롯한 영적 존재는 한 두 명이 아니라 한 무리가 접신되어 작용하는 경우가 많았다. 이런 경우 영치유를 통해, 접신된 영적 존재들을 완전히 떠나게 하는 것은 한계가 있다.

7. 무병으로 인한 악순환

무병이 발현되면 초기부터 신통력이 생활 속에서 나타나거나 긴 시간을 두고 점진적으로 나타난다. 또는 어떤 사람이 일상적인 사회생활을 하다가 어느 순간이 되면 갑자기 무병이 발현되어 정상적인 생활을 할 수 없게 되는 경우도 있다.

주의할 점은 앞서 설명한 바와 같이 일반적인 빙의현상에 의해 심신 양면에 나타나는 병증과 무병의 특징인 신통력의 발현을 명확히 구분해야한다는 점이다. 또한 정신질환자를 무병으로 착각하는 경우가 있기에 이 또한 매우 신중히 판단할 필요가 있다. 왜냐하면 무병, 빙의, 정신질환을 명확히 구분하지 못하고 이런 저런 이유로 내림굿을 받으면 더 심각한 악순환의 고리에 빠져들 수 있기 때문이다.

이는 영적 장애에 대한 객관적인 분석 및 판단의 기준이 없이 전통적으로 경험치를 통해 판단하고 대처함으로써 결국 환자를 더 큰 고통 속에 빠지게 하는 결과를 초래하는 것이다.

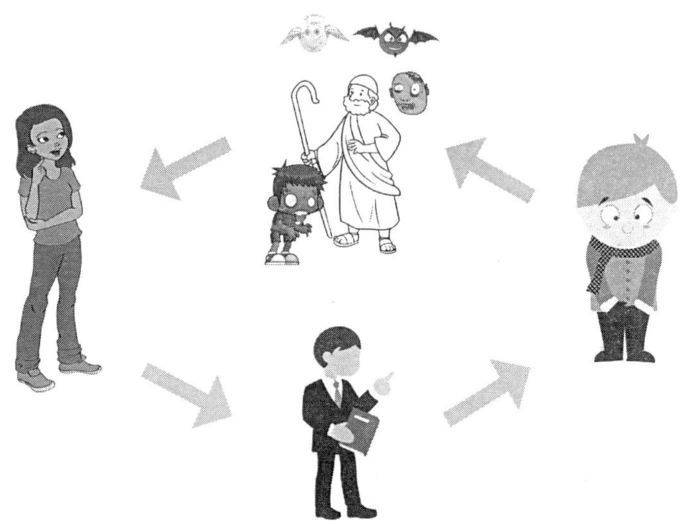

[그림 13] 무병의 악순환

8. 무병환자에 접신된 신령은 구제와 치유의 대상

무병은 한 사람이 정상적인 삶을 영위할 수 없게 하는 심각한 고통이며, 최선을 다해 치유해야할 영적 장애이다. 그런데 접신된 신령들 역시 구제의 대상이며 치유의 대상이다.

세습무와 강신무에 접신된 무속 신령들을 완전히 구제하고 치유하여 떠나게 하는 것은 임상적 한계가 있지만 무병을 앓는 이들 중에는 강신무가 될 '신까무리'가 아닌 경우가 더 많다.

특히 접신하여 영적 정보를 조금씩 '아는 소리'하며 사람이 정상적인 삶을 살 수 없게 하는 잡신 또는 잡귀라 불리는 영적 존재들은 강신무의 신령들보다 더 많은 문제를 일으킨다. 이들은 영치유를 통해 떠나도록 이끌 수 있고 이로써 무병환자는 정상적인 삶으로 복귀할 수 있게 된다.

심지어 강신무가 될 신까무리에게 접신한 신령들도 영치유를 통해 영적인 세계로 떠나고 싶어 하는 소망을 말하는 임상 사례가 있었다. 이러한 사례로 볼 때 어떤 이유로 인해 떠나지 못하고 사람의 몸에 접신하여 떠돌고 있는 신령들도 있다는 것을 확인할 수 있다.

즉 빙의 영이든 무속 신령이든 이들은 본질적으로 생을 마친 사람의 영혼으로서 그들은 영혼이 가야할 어떤 곳, 즉 영적 세계로 떠나고 싶어 한다는 공통점이 있다. 이러한 점이 영치유를 가능하게 하는 핵심이기도 하다.

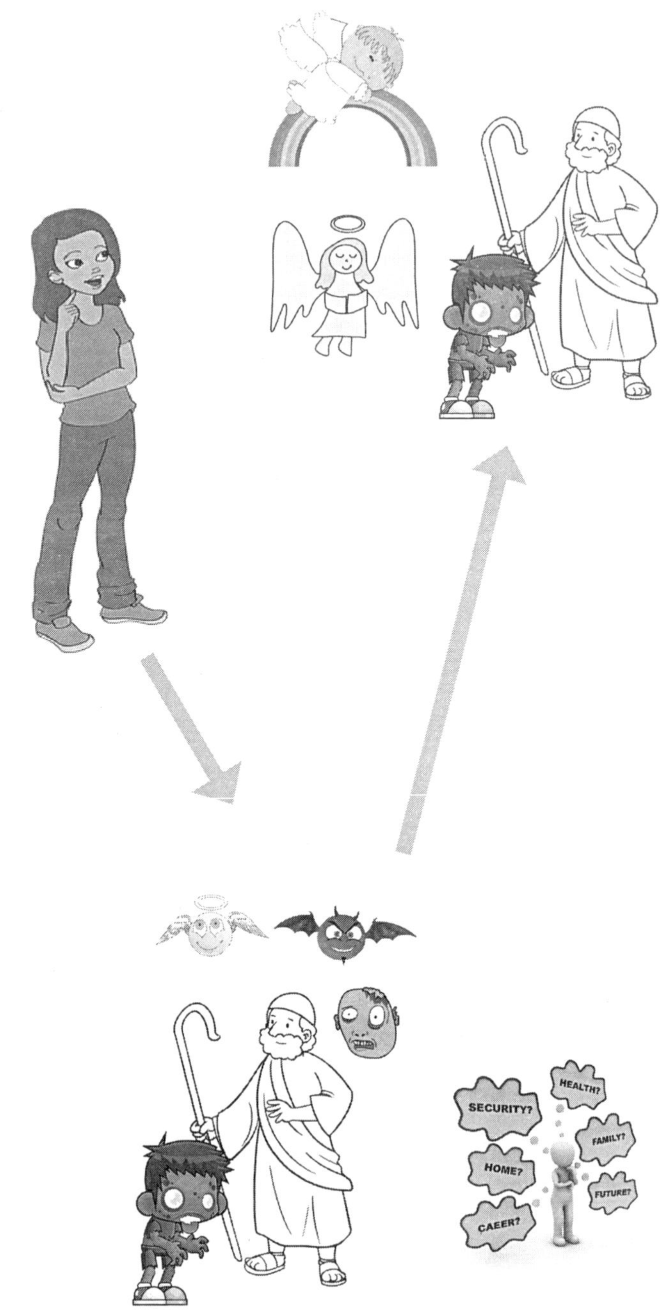

[그림 14] 무병환자에 접신된 신령은 구제와 치유의 대상

9. 무병현상 사례

(1) 장군 신령들

집안 가족 모두가 기독교 신자인 40대 중반의 여성 내담자가 목사님의 소개로 내방하였다. 내담자는 평소에 두통, 몸살, 신경통에 항상 시달렸고, 시도하는 사업은 반복적으로 파산을 하였으며 인간관계의 파탄도 계속되었다.

최면상태에서 살펴본 결과는 놀라웠다. 머리 위쪽에 장군복장을 한 무속 신령들이 포진해 있었다. 이들 신령들은 몸 밖에 주로 있었는데, 일부는 몸속에 들어가 있었다.

무병 임상사례들 중에서 그처럼 대규모로 신령이 접신된 경우를 확인한 것은 처음이었다. 아쉽지만 목사님이 상담하기로 하여 치유작업이 중단되었다.

이러한 사례의 특징은 무병이 예상되는 세습무 또는 강신무의 집안에서 더 이상 무업을 하지 않기 위해 기독교 또는 불교를 신앙하는 것이다.

(2) 할머니 신령

미국에서 스님이 데리고 온 아가씨는 눈에 초점이 흐렸다. 여기저기 아파서 스님에게 다양한 치료를 받아왔는데, 과거에 자살 시도가 있었다고 했다.

최면상태에서 살펴본 결과, 몸 안에 수많은 빙의 영들이 들어와 있었다. 다양한 유형의 빙의 영들이 마치 마을을 이루고 있는 것처럼 생활하고 있었다. 이들 빙의 영들은 영치유를 통해 떠나도록 유도하자 영적 세계로 떠나갔다.

문제는 귓속에서 발견된 할머니 영이었는데, 대화를 진행해 보니 빙의 영이 아닌 강력한 무속 신령이었다. 무속 신령인 할머니는 이 아가씨가 이미 두 번째 자살 시도에서 죽은 사람이라고 말했다. 믿기지 않는 말이었다. 또한 이 아가씨에게서 신령인 자신이 나가면 아가씨는 죽는다고 했다. 상당히 위협적인 말이었다.

할머니 신령을 통해 확인한 결과, 그 할머니는 윗대 조상할머니로서 무속 신령이었다. 아가씨가 어릴 때부터 들어와 있었으며 자신이 원하는 대로 무속인을 만들려고 몸 안에 들어왔다고 한다. 몇 가지 신통력을 검증해보니 신령이 틀림없었다. 스님이 치유하기로 하여 이후 과정은 중단되었다.

(3) 사주보는 할아버지 신령

몸이 여기저기 아프다고 호소하는 40대 중반의 남성 내담자가 소개를 받아 내방하였다. 몸이 어떻게 아프냐는 질문에 평소에는 괜찮다가 어느 순간 마치 팔다리가 마비되는 듯한 느낌이 온다고 했다. 이런 증상 때문에 여러 치료를 받아봤지만 효과가 없었다고 했다. 특히 마비되는 느낌이 나타날 때는 중풍이 오는 것 아닌가하는 두려움에 정신적인 고통까지 심하다고 했다.

최면상태에서 살펴본 결과, 자신이 '글문도사'라고 위엄 있는 목소리로 소개하며 신령이 존재를 드러냈다. 처음에는 위협적인 느낌이 있었으나 어떤 신통력이 있느냐는 질문에 사람들의 운을 봐준다고 했다. 즉 사주를 봐주는 도사라고 했다. 운명을 감정해달라는 부탁에 술술 풀이하는 걸보니 틀림없는 신령이었다.

그런데 이 사람이 왜 이렇게 아프냐고 질문을 하자 자신이 생전에 중풍을 맞아서 자손이 아프다고 했다. 이 대답과 함께 내담자의 몸에 마비 반응이 오고 고통스러운 목소리로 아프다고 호소하며 표정이 일그러졌다. 영치유 작업을 즉시 시작하여 안정되게 한 후에 영적 세계로 떠나도록 인도하자 고마워하며 떠났다.

신령이 떠나자 내담자에게서 나타났던 여러 증상이 모두 사라졌다. 글문도사라는 신령도 생전에는 평범한 할아버지였던 것이 확인되는 순간이었다. 이는 무병을 영치유할 수 있는 중요한 임상사례가 되었고, 영치유의 가능성을 확인할 수 있게 하였다.

제3장

신병현상의 개관

신병(神病)이란 이미 신내림굿을 통해 신을 받은 강신무(降神巫, 무속인, 박수)에게 나타나는 병증을 말한다. 빙의, 무병과 구분하여 개념을 정의한 이유는 신내림을 통해 무업을 하고 있는 현직 무속인들이 겪는 독특한 병증들이 있기 때문이다.

그러나 본질적으로 신병현상이 발생하는 이유는 빙의현상이나 무병현상의 작용과 크게 다르지 않고 다만 몇 가지 점에서 차이를 보이고 있다.

신병(神病)이란 신내림굿을 통해 신을 받은 무속인이나 박수의 몸에 들어오거나 붙거나 따라다니는 무속 신령, 잡신(雜神) 그리고 빙의 영들의 생전 질환, 장애가 무속인의 신체질환과 정신질환처럼 나타나는 병증을 의미한다.

이러한 병증은 무속인 개인의 병력과는 전혀 상관없는 병증들이며 신내림굿을 받은 이후 무속인의 심신건강 상태가 좋을 때는 잠재되었다가 건강상태가 나빠지면 구체적으로 드러나는 특성이 있다. 이러한 특성으로 인해 초기 빙의현상, 무병현상이 발현되었을 때와 같이 양의학, 한의학, 민간요법, 무속적 치료 등을 시도하면서 지병처럼 여기고 생활하는 경우가 많다.

특히 무속인에게 문제가 되는 잡신과 빙의 영들은 신통력을 발휘하는 무속 신령들의 무업(巫業)을 방해하는 작용을 하는 것으로 알려져 있고, 이를 해결하기 위해 고가의 큰 굿을 하는 경우가 있어 무속인의 생계를 위협하기도 한다.

여기서 주목할 점은 무속신령들의 생전 질환이 무속인에게 병증으로 나타나 무속인이 고통을 겪을 뿐만 아니라, 무속 신령 역시 몇 생을 거듭해 고통을 지속하고 있다는 것이다. 이러한 문제점은 무속인들의 무업에 신뢰성을 잃게 하는 작용을 하는 것으로서 일반적으로 '신가림굿 또는 신가리굿'이라고 불리는 큰 굿을 통해 해결하고 있다. 그러나 잡신과 빙의 영들의 방해를 해결하는 것도 필요하지만 몸주 신령님의 생전 질환 및 장애를 영치유를 통해 치유함으로써 건강상태를 회복할 수 있도록 돕는 것이 가장 중요하다.

이렇게 신병으로 드러나는 신령들의 생전 질환을 치유하게 되면 그 무속인이 고통받았던 병증들은 소멸되고, 무속인과 신령의 건강상태가 개선된다. 결과적으로 영치유는 신령의 생전 질환을 치유함으로써 무속인의 건강을 회복시키는 것이 핵심이다.

또한 신령의 건강회복을 통해 무속인의 무업이 더 깊은 신뢰를 유지할 수 있으며 잡신 또는 빙의 영의 방해를 받지 않게 된다. 이미 무속인들이 충분히 인식하고 있는 바와 같이 무속인의 건강이 나쁘거나 신령의 건강이 나쁘면 잡신과 빙의 영이 장난을 치고 몸주 행세를 하는 것은 널리 알려진 상식이다.

영적인 세계, 영적 현상은 아직도 미확인된 미지의 세계라서 모든 것을 영치유로 해결할 수 없다는 한계가 있다.

그러나 임상사례를 통해 영적 세계와 영적 현상을 과학적이고 합리적인 검증과정을 거쳐 확인하며, 영적 장애로 고통받는 사람과 영적 존재를 위해 영치유를 하는 것은 하나의 해결방법으로서 그 의미와 가능성을 찾아볼 수 있을 것이다.

신병을 영치유하는 과정에서는 무속인에게 접신된 모든 신령들과 의사소통이 가능하기 때문에 어느 신령이 몸주이고 어떤 신령이 어떤 역할을 하는지, 현재 어떤 점이 문제가 되고 장애가 되는지, 어떤 점을 개선해주기를 신령들이 원하는지, 신령들과 무속인은 어떤 관계인지 등을 알아내고 해결할 수 있다는 점이 큰 장점이기도 하다.

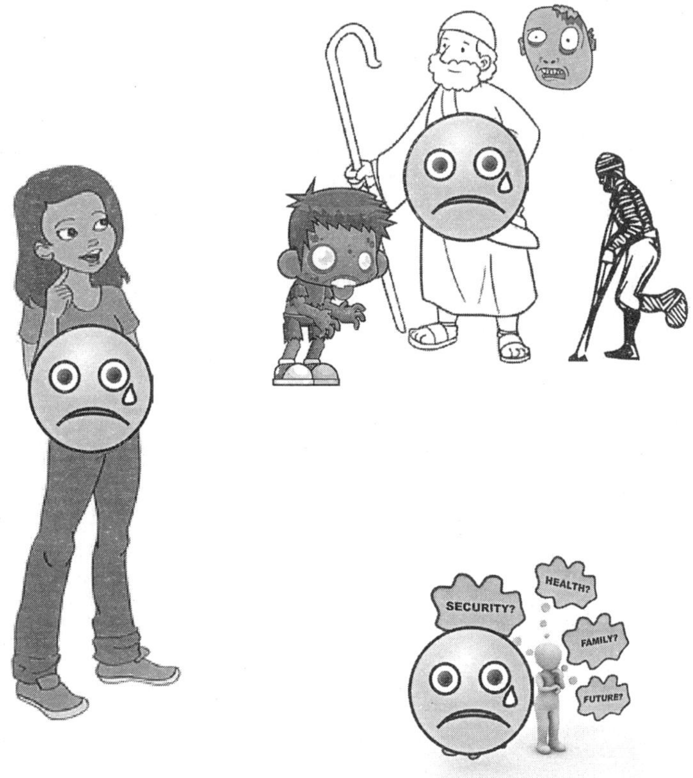

[그림 15] 신병현상

1. 신병현상의 유형과 공통점

신병현상은 무병현상, 빙의현상과 본질적으로 크게 다르지 않지만 신병은 신내림굿을 받은 이후에 무속인의 개인 병력과 상관없는 병증이 무속인의 신체와 정신에 나타난다는 특징이 있다. 첫째, 무속 신령이 신병을 앓는 사람의 몸속에 들어가 머무는 경우, 둘째, 무속 신령이 신병을 앓는 사람의 몸에 붙어있는 경우, 셋째, 무속 신령이 신병을 앓는 사람의 주변을 따라다니는 경우, 넷째, 무속 신령이 일정한 장소, 즉 무속인이 거주하는 신당, 신상에 머무는 경우가 있다.

신병을 앓는 무속인에게 나타나는 병증들도 무병현상이나 빙의현상과 같이 신령의 생전 심신질환이 무속인의 심신 양면에 병증으로 나타나는 것이다. 큰 차이점은 신내림굿을 받고 무속인이 된 이후 신령의 생전 질환뿐만 아니라 잡신과 빙의 영의 생전 질환까지 무속인의 몸에 나타남으로써 복합적인 증상을 보이는 점이다. 무병을 앓던 '신까무리'가 신내림굿을 받는 과정에서 잡신과 빙의 영도 무속인 몸으로 들어가는 경우도 있고, 신내림굿이 아니더라도 무병을 앓는 '신까무리'와 무속인의 몸에는 영적 존재들이 쉽게 들어가거나 붙거나 따라다니는 경우가 많은 점이 문제의 환경이기도 하다.

특이한 점은 무속인의 건강이 매우 좋거나 몸주 신령님이 매우 강력한 위력을 지닌 영적 존재인 경우 잡신이나 빙의 영이 함부로 범접할 수 없다는 특징이 있다. 또한 무속인에 접신된 신령, 잡신, 빙의 영들은 나름의 위계질서가 있어서 몸주 신령을 중심으로 움직이는 현상을 확인할 수 있었다.

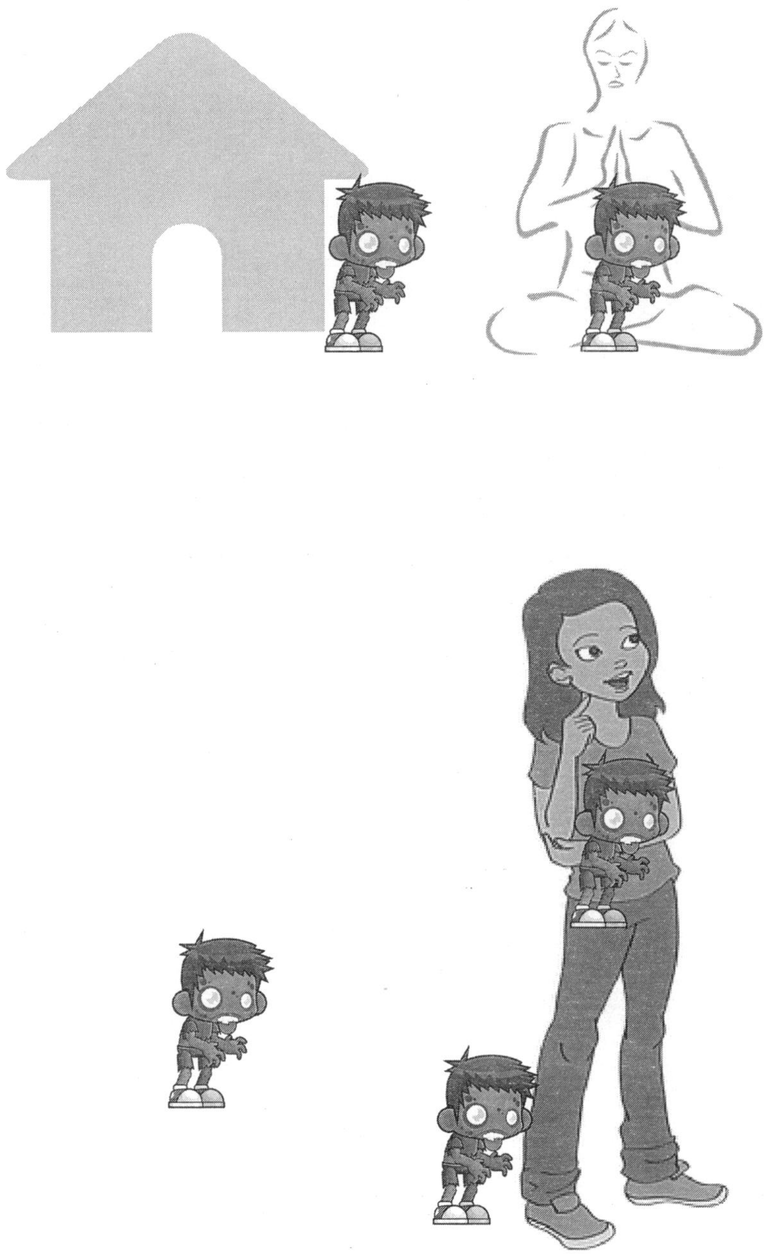

[그림 16] 신병의 유형

2. 신병의 근본적 원인

신병으로 인해 무속인의 신체에 나타나는 병증은, 신내림굿을 통해 무속인에게 접신된 신령들이 앓았던 생전의 질병 또는 장애가 무속인에게 나타나는 것임을 임상관찰을 통해 확인할 수 있었다. 이는 신병을 일으키는 신령도 본질적으로는 빙의현상이나 무병현상과 같이 인간의 삶을 마치고 사망한 영혼이라는 것을 의미한다.

따라서 무속인에게 나타나는 신병증상들 중에 신체질환, 정신질환, 장애는 신령들이 생전에 앓던 신체질환, 정신질환 그리고 장애가 무속인에게 나타나는 것이다.

앞서 밝힌 바와 같이 무속인에게 나타나는 신병은 무속인의 개인 병력과는 상관이 없다는 특징이 있다. 신병은 무속인이 신내림굿을 받아 무속인이 된 이후에 병증이 나타나기 시작하며, 무속인의 심신건강이 일시적으로 또는 지속적으로 나빠질 때 발현되는 특징이 있다.

다른 한편으로는 신병이 무속신령의 생전 질환이 드러나는 것이라는 점에서 무속신령의 생전질환의 심각성에 따라 무속인의 몸에 질환이 두드러지게 나타나는 경우도 있다. 이러한 영적 존재에 의한 병증들은 빙의, 무병과 동일하게 양의학, 한의학을 통한 검진으로도 병증의 원인이 나타나지 않고 치료도 안 되는 영적 질환이라는 점에서 현대의학으로 해결하는 데에는 한계가 있다.

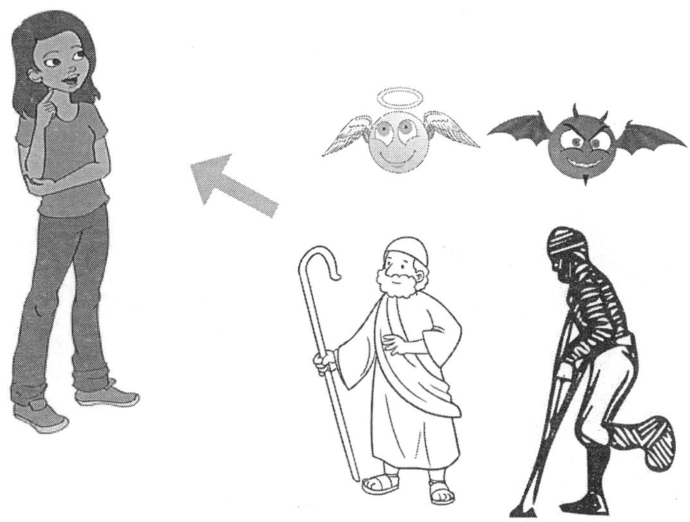

[그림 17] 신병의 원인

3. 신병을 일으키는 신령의 특징

신병을 일으키는 신령(神靈)은 무병을 일으키는 신령과 본질적으로 같은 영적 존재이다. 신병을 일으키는 신령들은 병사, 사고사한 경우가 많았다. 이는 반복되는 설명이지만 신령의 생전 질환이 무속인에게 나타나는 병증이 신병의 본질이다.

무속신령들의 명칭은 임상관찰에서 다양하게 나타난다. 영치유 과정에서 신령들은 자신의 존재를 밝히게 되는데 산신령, 글문도사, 대장군님, 약사보살, 대감님, 동자, 동녀 등으로 일반적으로 알려진 무속신령의 명칭과 동일하거나 다른 경우도 있다.

신병과 무병을 일으키는 신령들은 본질적으로 같은 영적 존재들이기 때문에 영치유 과정에서 나타난 신령들은 무업을 가업으로 하는 세습무 또는 강신무의 윗대 조상 신령이라고 밝히는 것을 보면 신령들은 가족관계로 이어져 내려오는 특징을 보인다.

즉 무속신령들은 자손에게 접신하여 무속일을 하다가 그 무속인이 생을 마치면 다른 자손에게 다시 접신한다. 이런 식으로 대대손손 몇 세기를 거쳐 자손들로 이동하며 존재하는 지속성을 보인다.

이런 점에서 저자의 호기심이 발동하여 무속인을 영치유할 때 우리나라 고대 역사를 신령에게 확인해본 일이 있었는데, 무속인이 고대 역사에 대한 정보와 관련이 없는 분야의 사람임에도 불구하고 고대사에 기술된 우리 조상의 삶의 방식과 환경을 비슷하게 설명하는 것을 볼 수 있었다. 신령이 설명한 시대는 약 5천년 전 중국 대륙에서 사람들이 어떻게 살았는가에 관한 내용이었다.

영치유 과정에서 주의할 점 중에 하나가 무속인에게 접신된 영적 존재가 모두 신통력을 영험하게 발휘하는 신령들은 아니라는 점이다. 즉 잡신(雜神) 또는 잡귀(雜鬼)라고 불리는 영적 존재들이 '아는 소리'를 하면서 무속인의 무업(巫業)에 장애를 일으키며 신뢰성을 잃게 만드는 경우가 있다. 또한 일반적인 빙의 영이 무속인에 빙의되어 심신질환의 병증이 발현되기도 한다.

안타까운 점은 이러한 잡신, 잡귀, 빙의 영 등의 영적 존재들로 인하여 무속인은 무업에 장애가 발생하는 동시에 여러 병증에 고통 받고, 무속적인 해결방법인 고가의 신가림굿을 하며 경제적으로 위축되는 문제가 발생하기도 한다는 것이다.

4. 신병이 발현되는 과정

신병은 무속인에 접신된 무속신령의 생전 질환이 신내림굿 이후에 무속인의 개인 병력과 상관없는 병증으로 나타나는 것이다. 먼저, 무속인이 되기 전에 무병을 앓는 '신까무리' 역시 접신하는 신령들의 생전 질환들이 무병 중 하나로 나타난다. 또한 무병으로 나타나는 심신질환과는 다르게 접신한 신령들의 영적 능력이 발현되어 무속인과 유사한 신통력들이 나타남은 물론이다.

무병 과정에서 '신까무리'는 신어머니의 인도로 신내림굿을 받으면 무속인의 길을 걷게 되는데 이때부터 무속인의 개인 병력과 상관없는 병적 증상들이 나타난다. 이러한 특성 때문에 저자가 신병(神病)이라고 구분한 것이다.

신병은 무속신령의 생전 질환이 무속인에게 나타난 것이기 때문에 현대의학적으로 검진과 치료가 불가능한 영적 질환 또는 영적 장애로 분류해야 마땅하다.

이러한 신병은 무속인과 접신된 신령 모두 병적인 고통과 장애를 겪게 되는 것이 사실이어서 치유해야할 질환이라고 할 수 있다. 그러나 현대의학적으로 치료하기에는 한계가 있기에 영치유 과정을 통해 신령의 생전 질환을 치유함으로써 무속인이 호소하는 증상들을 해소할 수 있다.

신병은 무병의 특성과 매우 유사하며 신병이 뚜렷이 신체질환, 장애로 나타나는 경우도 유사한 과정을 거친다.

첫째, 현직 무속인이 병들고 쇠약해지면 신령의 생전 질환이 뚜렷이 나타난다. 이때 무속신령은 차세대 무속인 후보인 자손에게 이동하기 때문에 점사가 맞았다 안 맞았다하며 신뢰성에 혼란이 발생한다.

둘째, 신령의 질환이 심각해지는 경우도 무속인의 몸에 병증이 나타난다. 이때 몸주 신령의 위력이 위축되면서 잡신, 잡귀, 빙의 영들이 '아는 소리'를 하며 장난하는 경우가 있어 첫 번째와 마찬가지로 점사에 혼란이 발생하고 신뢰성에 문제가 발생한다.

셋째, 무속인이 생활과 기도를 불규칙하게 하거나 환경이 취약해지는 경우에 무속인의 심신건강이 나빠지면서 접신한 신령들의 생전 질환이 병증으로 나타나 무속인의 건강상태가 더 나빠지는 경우가 있다. 이러한 문제가 발생할 때 무속인들은 신어머니를 찾아 병굿 또는 신가림굿을 통해 병증과 점사의 혼란을 해결하게 된다.

영치유의 임상사례를 관찰해 보면 무속인의 상태가 나빠지거나 신령의 생전 질환이 매우 심각하면 무속인으로서 가장 중요한 신통력의 발현이 부정확해지는 문제가 발생하여 무업(巫業)을 지속하기 어려워지는 경우가 있다. 최면 영치유는 이런 문제를 해결하기 위한 방법으로, 현재 신령들의 상태에 어떤 문제가 있는지 살펴보고 치유함으로써 무속인의 어려움을 해결할 수 있는 좋은 대안이 될 수 있을 것으로 생각한다.

5. 신병이 발현되는 신체의 위치

신병이 발현되는 원인은 무병과 동일한 신령의 생전 질환이다. 따라서 신병이 발현되는 위치는 무속인이 고통을 호소하는 신체부위이며 신령의 생전 질환의 흔적이 나타나는 것으로 이해하면 된다. 영치유를 진행할 때 무속인이 고통을 호소하는 신체부위에는 무속 신령이 머물고 있다고 보고 세심히 살펴서 신령과 대화를 진행하여 문제를 파악하고 해결할 필요가 있다.

즉 무속인에 접신된 신령은 무속인이 병증을 호소하는 위치에 따라 다른 신령들이 머물고 있다는 것을 의미하며, 이는 신령들마다 다른 병증이 나타나는 이유이기도 하다.

신병과 무병에 대해 공통적으로 이해할 점은 무속인에게 나타나는 병증은 무속인의 개인적 병력과 상관없는 것이며, 현대 의학적으로 증상은 인정되나 진단 결과는 정상으로 나온다는 점이다.

따라서 현대 의학적인 치료를 통한 효과는 없고 다시 병증이 발현될 뿐이다. 이는 앞서 설명한 바와 같이 영적 장애, 영적 질환이기 때문에 영치유를 통해 원인을 해소함으로써 결과적으로 나타난 무속인의 고통과 증상을 해소하는 것이 필요하다.

6. 신병이 발현되는 무속인의 특징

신병이 발현되는 무속인의 특징은 첫째, 기본적으로 신체적인 건강상태가 좋지 않다. 신체의 건강상태는 무병을 앓기 전, 어릴 때부터 병약한 경우와 무병을 앓게 되면서 갑자기 또는 점진적으로 병증에 시달리는 경우가 있다. 따라서 무속인의 건강상태가 병약하면 신병은 뚜렷이 드러나고 건강상태가 좋게 유지되면 병증의 작용은 약하거나 나타나지 않는다.

이런 점에서 무속인들의 철저한 건강관리, 자기관리가 요청된다. 둘째, 현직 무속인들이 경계하는 것처럼 기도생활을 열심히 하지 않으면 신령들이 노하셔서 고통을 주는 경우가 있고, 따라서 점사에도 문제가 발생하게 된다. 이는 일종의 벌로 인한 병증이 있다는 것이다.

이러한 점은 영치유 과정에서 신령과 대화하면서도 확인되었는데, 신령에게 제자를 왜 고통스럽게 하냐고 질문하니, 제자가 기도를 잘 안 했다거나 대접을 제대로 안 했다는 점들을 말했다.

영치유 과정에서 무속인은 신령이 어떤 생전 질환으로 고통받고 있는지, 어떤 것을 원하는지를 이해함으로써 신령을 제대로 대접하거나 기도생활을 경건히 하는 등의 변화를 갖게 된다. 어떤 경우이든 핵심은 신령과 접촉하여 의사소통을 함으로써 신령의 생전 질환을 치유하거나 신령의 제자인 무속인과의 관계를 개선하는 기회를 가짐으로써 문제를 해결하는 것이 좋다는 점이다.

7. 신병으로 인한 악순환

신병이 어떤 이유로 발현되는지 앞서 밝혔지만 대부분의 무속인과 일반인, 의료인은 이 원인을 이해하고 있지 못한 것이 현실이다. 따라서 신병이 발현된 무속인들은 장기간 심신질환의 병증으로 고통 받게 된다. 영치유 임상사례에서 밝혀진 바와 같이 무속인에게 나타나는 질환들은 신령들의 생전 질환이지만 이를 알 수 없는 무속인들은 자신이 안고 살아가야할 숙명 같은 지병으로 인식하는 경우가 많다.

문제는 이러한 신병은 심신에 고통을 줄 뿐만 아니라 무업의 신통력에도 장애를 일으켜 부정확한 점사로 신뢰를 잃는다는 점이다. 이처럼 무속인은 신병으로 인하여 이중삼중의 고통을 겪게 된다.

8. 무속인과 접신된 신령의 치유

신병으로 고통 받는 무속인과 무속인에 접신된 신령들은 치유의 대상이다. 무속인의 단체인 사단법인 경신연합회에 따르면 현재 무업을 직업으로 하는 전국의 무속인은 약 30만 명에 이른다고 한다. 또한 재경부 통계에 따르면 무속인 수를 포함한 무속신앙인 수가 약 98만에 이른다고 하며 경제규모 역시 수조원대를 상회하며 증가 추세에 있다고 한다.

이러한 사회적 현상은 불안정한 우리 사회현실을 반영하고 있으며 길흉화복에 관련된 기복신앙에 의지하며 심리적 안정감을 기대하는 대중의 심리가 반영된 것으로 이해된다.

어떤 경우와 이유이든 무속신앙과 무업을 직업으로 하는 무속인들의 사회적 기능, 역할이 있는 것이 사회현실이며 사실이다. 따라서 무속인이 겪고 있는 영적 질환과 고통들은 치유되어야할 심신 양면의 고통이 명백하며, 그들이 신앙하는 무속신령의 생전 질환 역시 치유의 대상으로서 의미가 있다.

이는 현실적으로 무속인의 심신건강의 회복과 더불어 무업의 장애를 해소하는 복합적인 치유의 기회를 의미하는 것으로 최면 영치유법은 효과적인 대안이 될 수 있을 것으로 생각된다.

또한 현직 무속인 중에는 어떤 영적 이유로 무속인의 길을 걷고 있지만 무업을 그만두고 일반적인 삶을 다시 살고 싶어 하는 경우가 있다. 최면 영치유법은 무속인들이 평범한 사회생활로 다시 복귀하도록 도울 수 있는 좋은 대안이 될 것이라고 생각한다.

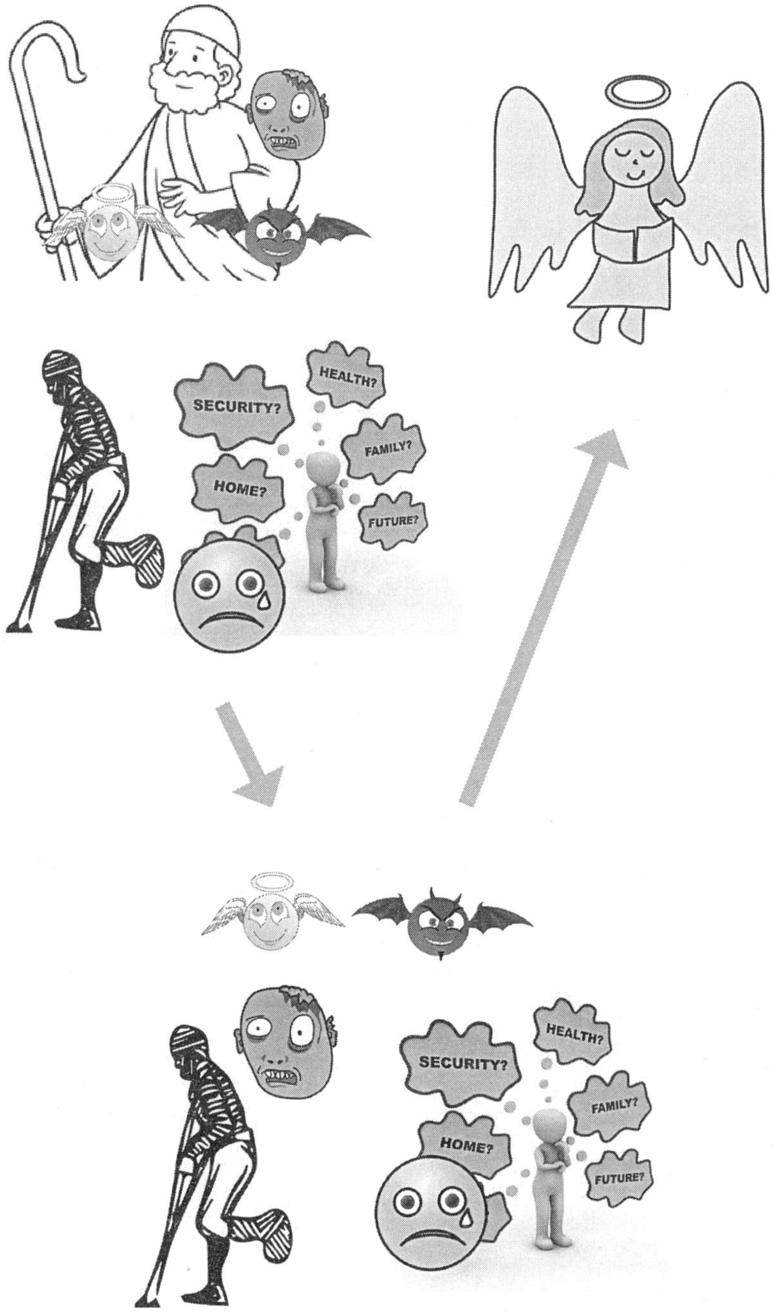
HEALTH?
SECURITY?
FAMILY?
HOME?
FUTURE?
HEALTH?
SECURITY?
FAMILY?
HOME?
FUTURE?

[그림 18] 신령의 치유

9. 신병현상 사례

(1) 무속신령 집단이 발견된 무속인

스님의 소개로 함께 내방한 50대 초반의 현직 무속인은 평소에 분노가 폭발하고 머리가 둔중하며 늘 몸살을 달고 살아 왔다고 했다. 또한 무속인으로서 기능과 역할을 잘하지 못해 고통스럽다며 호소했다.

최면 영치유법을 통해 무속인을 살펴본 결과 놀라운 사실을 확인하게 되었다. 무속인의 몸에는 무속신앙에서 말하고 있는 거의 모든 신령들이 다 들어와 있었다. 무속인의 몸에 접신된 신령들 중에는 대물림된 신령도 있었지만 전혀 인척관계가 아닌 신령들도 함께 발견되었다. 그 외에 무속인에게 친인척의 빙의 영들이 다수 발견되었다.

인상 깊었던 점은 대물림된 신령과 전혀 인척관계가 아닌 신령 그리고 친인척의 빙의 영들이 서로 다투고 있다는 점이었다. 마치 서로 소유권을 주장하며 신경전을 벌이는 듯한 느낌을 받았는데, 이러한 과정에서 무속인이 심한 혼란과 고통을 받았고 무업에 장애가 발생했음을 확인할 수 있었다.

무속신령들은 영치유를 통해 생전의 질환을 해소하였다. 또한 무속신령과 상관없는 친인척의 빙의 영들은 영치유한 후 영적 세계로 인도하여 떠나도록 하였다. 무속인이 무업을 계속하겠다고 하여 더 이상의 영치유는 진행하지 않았다.

(2) 현직 세습무 치유 사례

30대 중반의 남성 무속인은 전통적인 세습무의 집안에서 성장하였고 무속일을 하는 암자에서 성장하여 무속에 관련하여 아주 익숙한 상태였다. 그는 어려서부터 간질증상으로 고생했고 하는 일마다 안 돼서 직장을 옮기던 끝에 입산하여 굿당에서 일을 하며 지내다가 신내림굿을 받고 무속인의 길을 걷게 되었다고 한다.

그는 굿당에 오는 무속인의 점을 봐 줄 정도로 영적인 능력이 있었는데, 집안의 장손이어서 어른들의 극심한 반대에 부딪쳐 무속일을 그만두게 되었다고 했다.

그러나 이후에도 계속되는 신령들의 간섭으로 사회생활을 하지 못하고 환청, 환시 등의 영적 현상과 장애에 시달렸고 특히 스트레스를 받으면 정신을 잃으며 간질발작을 일으켰다고 한다.

최면 영치유법을 통해 살펴본 결과, 무려 36명의 빙의 영과 신령들이 발견되었다. 특이점은 빙의 영, 신령과 더불어 동물영들도 발견되었는데 동물영도 장애를 일으키는 것을 확인하였다.

영치유 과정에서, 접신된 신령들은 무속인들이 기능하는 신통력들을 발휘하고 있었는데 몇 가지 질문을 통해 신령들이 분야별로 전문적 신통력이 있음을 확인할 수 있었다.

무속일을 하지 않기 위해 내방하였기 때문에 한동안 영치유를 진행하였다. 그러나 최종적으로 남은 간질발작현상은 시간이 더 지체되었다.

빙의영들이 완전히 떠난 후에 원격검사를 통해 가족들의 영적문제를 탐색해 본 결과 어머니쪽 가계로 세습되어 내려온 신령 3명 발견되었다. 이들 신령들이 여러 문제를 일으키는 것을 확인하였고 영치유를 더 진행한 후 간질증상이 해소되었다. 그 후 그 무속인은 직장에 잘 적응하며 일상적인 생활을 하고 있다.

제4장

영적 장애와 정신질환

1. 빙의현상과 다중인격장애

누군가를 성격이 나쁘다고 비난할 때 하는 말 중에 '이중인격자'라는 말이 있다. 이는 두 가지의 인격이 한 사람에게서 나타날 때를 지칭하는 말이다. 과거에 정신의학에서는 이와 같은 증상을 보이는 경우 '다중인격장애(多重人格障碍; multiple personality disorder)'라고 구분하였고, 이는 1994년 해리성 정체감 장애(解離性正體感障碍; dissociative identity disorder)라는 병명으로 변경되었다.

저자가 이미 과거에 병명이 사라진 다중인격장애를 거론하는 이유는 빙의현상을 설명하기에 매우 적합한 병명이기 때문이다. 왜냐하면 다중인격이라는 말이 의미하는 바와 같이 한 사람에게 하나의 인격이 존재하는 것이 아닌 1개 이상의 인격, 즉 두세 개에서 많게는 수십 개 이상의 인격이 존재하는 것을 의미하는 병명이기 때문이다.

앞서 빙의현상에서 설명한 바와 같이 빙의 영들은 본래 빙의된 사람 외에 매우 많은 수의 영적 존재(빙의 영)가 한 사람에게서 발견되며 그들과 의사소통이 가능할 정도이다. 그러나 해리성 정체감 장애라는 병명은 글자 그대로 본래의 인격이 어떤 충격적 사건에 의해 떨어져 나와서 새로운 인격체를 만들어 더 이상의 충격을 받지 않도록 자신을 방어하는 기능을 하는 경우를 의미한다.

이와 같이 빙의현상, 다중인격장애 그리고 해리성 정체감 장애가 나타내는 현상을 비교해보면 빙의현상은 다중인격장애의 개념으로 더 정확히 설명할 수 있음을 알 수 있다.

사람 안에 다중인격이 존재한다는 것은 이미 100여년 전부터 의학계에 알려져 왔지만 다중인격장애라는 병명은 1980년부터 공식적으로 사용되었다. 다중인격장애라는 병명이 사용되기 이전에는 이러한 현상을 빙의(憑依, possession), 즉 귀신들림, 마귀나 사탄이 사람 몸에 들어와서 작용하는 것으로 생각했다.

문제는 이러한 귀신들림이 의학적으로 확인되기에는 검증방법에 한계가 있다는 점이다. 따라서 빙의라는 용어는 다중인격 현상을 확인할 수 있는 방법이 없고 불투명한 현상이기에 현대 문명과는 걸맞지 않고 현대 과학으로서는 인정하기 모호하여 미신의 하나로 취급하게 된 것이다.

빙의현상과 매우 유사한 다중인격장애 그리고 해리성 정체감 장애 모두 과학적 검증방법을 통해 반복하여 검증함으로써 개념이 재정립되어야할 과제이다. 정신의학에서 분류한 두 병명의 개념 안에는 분명히 빙의현상을 포함하여 설명함으로써 완전히 배제한 것은 아니지만 뚜렷이 빙의현상을 구분할 수 있는 검증방법도 마땅하지 않은 것이 현실이다.

이러한 병명의 변화과정과 현재 사용되는 병명인 해리성 정체감 장애에서도 빙의현상을 배제할 수 없는 이유는 정신의학 영역의 임상사례에서 설명하는 것처럼 인격이 떨어져 나와서 형성된 인격체라고 말할 수 없는 현상이 무수히 발견되기 때문이다. 즉 첨단과학이 고도로 발전한 현대 문명에서도 끝끝내 부인할 수 없는 영적 현상, 빙의현상, 귀신들림과 같은 현상이 명백히 있다는 것을 역사적으로 임상관찰을 통해 확인하고 있는 것이다.

빙의현상에 대한 기록이 가장 많은 것은 기독교 성서인데, 예수가 귀신들린 사람들을 치유사역하는 내용이다. 기독교 성서 마태복음에는 "예수께서 말씀으로 귀신들을 쫓아내시고 병든 자들을 다 고치시니"라는 기록이 있다. 이와 같이 예수가 귀신들린 사람들을 치유하였다는 기록은 무수히 발견되며 현재에도 축사사역이라고 하여 이러한 치유가 교회나 기도원에서 행해지고 있다.

또한 카톨릭 교회에서도 구마사(驅魔師, exorcist)들이 양성되어 구마예식(exorcism, 엑소시즘)이 시행되고 있다. 이렇게 전통적으로 종교영역과 정신의학 영역에서 영적 증상을 구분하고 치료하는 시도가 많이 있어왔지만, 다수의 임상사례를 통해 과학적으로 검증하고 분류하여 효과적으로 치유하기 용이한 방법으로서 최면 영치유법을 제안하고자 하는 것이다.

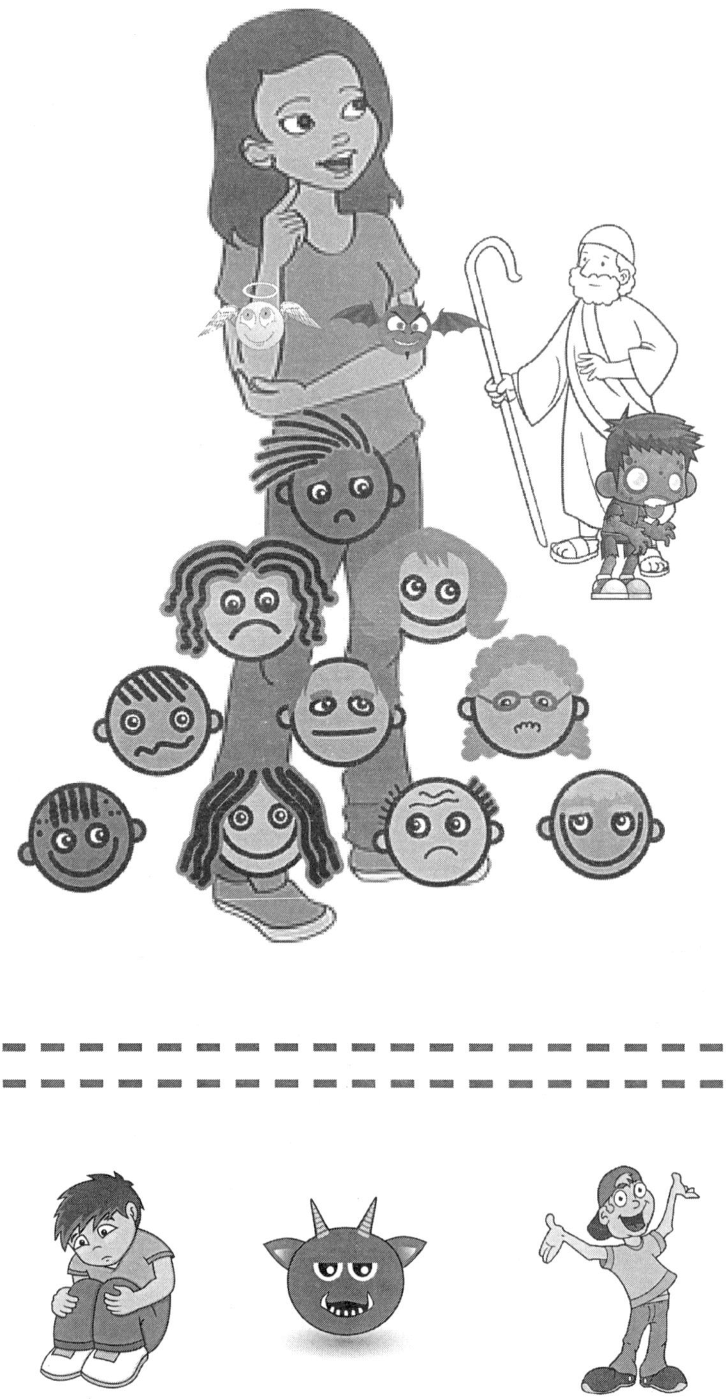

[그림 19] 빙의현상과 다중인격장애, 해리성 정체감 장애

2. 빙의현상과 해리성 정체감 장애

정신의학과 이상심리학에서 말하는 해리성 정체감 장애(解離性 正體感 障碍, dissociative identity disorder)는 한 사람 안에 둘 이상의 각기 다른 정체감을 지닌 인격이 존재하는 경우를 의미한다. 이러한 설명은 저자가 일관되게 설명하고 있는 빙의, 무병, 신병과 같이 한 사람에게 다수의 영적 존재가 작용하는 영적 장애들과 동일한 현상임을 알 수 있다.

실제로 해리성 정체감 장애에 대한 진단기준에는 빙의경험을 포함하고 있다. 따라서 빙의현상, 무병, 신병을 다루는 임상가, 종교인, 연구자들은 정신질환의 특성과 영적 장애의 특성을 명확히 구분할 수 있는 기준을 이해할 필요가 있다.

반대로 정신과 의사, 심리상담사, 최면을 활용하는 임상가들도 정신질환의 관점으로 제한하여 해리성 정체감 장애를 바라볼 것이 아니라 빙의현상, 무병, 신병에 대한 이해와 대처능력을 함양할 필요가 있다.

정신의학과 이상심리학에서는 해리성 정체감 장애를 진단하는 기준을 다음과 같이 설정하고 있다. 첫째, 두 개 이상의 다른 성격 상태를 특징적으로 나타내는 정체감의 분열을 보이며 일부 문화에서는 빙의경험으로 기술되기도 한다. 이러한 설명은 빙의가 일부 문화적 차이에 의한 인식으로 받아들여질 수 있지만 빙의현상은 역사적으로 광범위한 문화권에 나타났고 다양한 진단과 치료방식도 전해져온 것이 사실이다.

역사적으로 빙의현상에 대한 인식과 치료방식은 종교적 영역 고유의 업무였다. 즉 기독교, 불교, 서구의 샤머니즘, 우리나라의 무속신앙 등에서 빙의현상을 주로 다루어왔다. 이와 같이 빙의 경험이 종교적 신념과 문화적 인식 차이에 따라 분류한 병이라면 정신의학이나 이상심리학에서 배제해야함에도 불구하고 정신질환의 병명에 포함된 이유는 해리성 정체감 장애에 관련된 임상사례 중 높은 비중으로 빙의가 관찰되기 때문이다.

둘째, 일상적인 사건, 중요한 개인정보, 외상적 사건을 기억함에 있어 공백이 반복적으로 나타나는데, 이러한 기억의 실패는 일상적인 망각으로는 설명할 수 없는 것이다. 이러한 환자의 반응은 충격적 사건, 외상을 겪은 환자 자신에 관련된 기억을 망각시킴으로써 자아가 더 이상 손상되지 않도록 방어하는 것으로 설명할 수 있다.

실제 임상사례에서도 해리 환자는 어떤 충격적 외상을 겪은 기억을 망각시키는 동시에 자신은 충격을 겪은 환자가 아니라 다른 사람이라고 설명하는 경우가 있다.

셋째, 현저한 고통을 겪거나 사회적, 직업적, 중요한 기능에서 손상이 초래되어야 한다. 이는 너무나 당연한 결과로서 충격적 사건, 외상을 겪은 사람이 정상적인 상태를 유지한다는 것은 매우 어려운 일이다. 특히, 해리환자의 경우 정상적인 사회생활과 기능을 못하고 사회생활을 최소한만 수행하는 특성을 보인다.

넷째, 널리 수용되는 문화적 또는 종교적 관습의 정상적인 일부가 아니어야 한다.

이는 문화적 또는 종교적 관습으로 인정하고 수용할만한 현상과는 다른 현상, 즉, 상식과는 다른 비정상적 현상이 나타나는 것을 의미한다.

다섯째, 물질이나 신체적 질병의 생리적 효과로 인한 것이 아니어야 한다. 이는 충격적 사건, 외상에 의해 해리 현상이 나타난 것이어야 함을 의미한다.

정신의학과 이상심리학에서 말하는 빙의 경험이란 개인의 생각과 행동이 내면적 자아가 아닌 외부의 존재, 즉 타인의 영혼, 귀신, 악귀 등에 의해서 지배되는 현상으로서 자기정체감의 뚜렷한 변화와 더불어 기억상실로 나타나는 것을 의미한다.

서구에서 조사된 실제 해리성 정체감 장애의 환자들의 60퍼센트 정도가 빙의된 것으로 보고되었다고 한다. 빙의 경험과는 다르게 충격적 사건으로 인해 인격이 분열되어 또 다른 인격체로 나타는 경우가 분명하게 있기에 빙의 경험과 해리된 인격체를 구분하여 인식할 필요가 있다.

Spiegel(1991)에 의하면 자신의 인격체를 해리시키는 방어책략은 감당할 수 없는 외상 기억과 감정을 묻어두는 역할을 함으로써 심각한 정신적 붕괴를 방지하는 자기보호 기능을 한다. 자기보호 기능은 충격으로부터 분리, 외상에 관한 기억에서 분리를 통해 이루어진다.

만약 해리 방어 책략이 성장과정에서 자기정체감으로 통합되지 못하면 해리성 정체감 장애로 발전할 수 있다고 설명하고 있다. 이렇게 외상으로 인한 해리는 본래 인격체와 다른 이름, 경험, 생각, 감정, 취미 등이 있을 정도로 마치 다른 사람인 것으로 자신을 설명한다. 이런 외상에 의한 해리성 정체감 장애 환자의 특성은 빙의에 의한 특성과 유사한 것으로 보인다.

그러나 이는 명백히 다른 것이어서 향후 더 뚜렷이 분류해야할 필요가 있다. 저자는 해리성 정체감 장애는 정신과 약물치료와 심리상담 및 심리치료로 다루는 것이 합당하다고 본다.

그러나 해리성 정체감 장애 임상사례에 많은 비중을 차지하고 있는 빙의, 무병, 신병과 같은 영적 장애는 정신과 약물치료나 심리상담 및 심리치료로 다루는 것은 적절하지 않다는 점을 말하고 싶다.

만약, 빙의(귀신들림, possession)를 포함한 무병 및 신병을 치료하기 위해 정신과 약물치료나 심리상담 및 심리치료적 개입을 한다면 의사와 상담자는 매우 곤혹스러운 상황에 직면하게 될 것이기 때문이다. 종교영역에서 시도되고 있는 빙의치유, 즉 퇴마사(退魔師), 축사사역자, 구마사(驅魔師, exorcist)보다 효과를 거둘 수 없기 때문이다.

해리성 정체감 장애 환자의 60%에 이르는 환자가 빙의경험을 하거나 빙의현상을 나타내고 있는 것이 현실이라는 점에서 저자는 다중인격장애에서 제시한 바와 같이 빙의, 무병, 신병에 관련된 영적 장애를 정확히 진단, 분류, 검증하고 치유하기 위한 효과적인 대안으로 최면 영치유법을 제안한다.

저자는 영적 장애를 다루는 전문가, 임상가, 의사, 학자들이 영적 장애, 영적 세계, 영적 현상에 대해 임상을 통해 관찰함으로써 '보이지 않는 세계'를 명료화할 수 있는 연구방법과 해결방법으로서 '최면 영치유법'을 제안하는 것이다.

의외로 과학적 합리성을 중요시하는 미국에서는 빙의현상에 대한 연구가 많이 축적되고 있는데, 의사, 심리학자, 심리치료사들에 의해 빙의현상에 대한 학술논문, 사례연구, 학술대회, 전문가 워크샵 등이 활성화되어 있다.

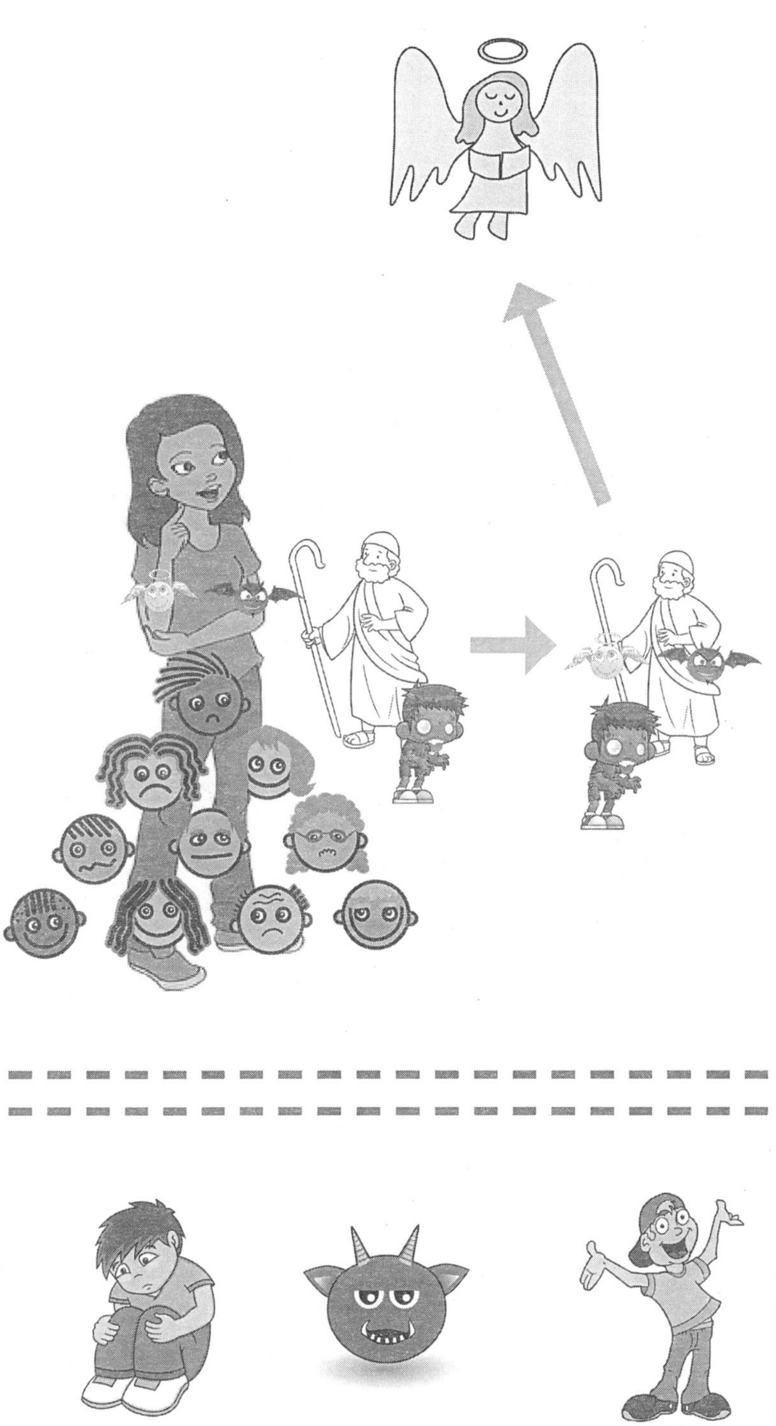

[그림 19] 정신질환과 영치유

3. 빙의현상과 정신분열증(조현병)

정신분열증(精神分裂症 또는 調絃病, schizophrenia) 은 망상, 환각, 혼란스러운 언어를 특징적으로 나타내는 매우 심각한 정신장애이며, 현실검증력이 손상되어 비현실적 지각과 비논리적 사고를 나타내며 혼란스러운 심리상태에 빠져든다.

이로 인해 일상생활의 적응에 필요한 심리적 기능이 현저하게 저하된다. 정신분열증은 예후가 좋지 않고 만성적인 경과를 보이기 때문에 환자와 가족들이 장기간 고통을 받는 경우가 많다.

정신분열증이라는 병명은 정신의학계에서는 사회적인 이질감과 부정적 인상을 준다는 이유로 2011년 조현병(調絃病)으로 바뀌었는데 이는 현악기의 줄을 고른다는 의미이다. 이는 현악기의 줄이 조현되지 않았을 때처럼 조현병 환자의 상태가 매우 혼란스럽다는 의미이기도 하다.

정신분열증의 주요 진단기준은 망상, 환각, 혼란스러운 언어, 심하게 혼란스러운 행동이나 긴장증적 행동, 음성증상 등이 나타나는지의 여부이다. 이 중에 대표적인 증상이 망상과 환각인데, 망상은 피해망상, 과대망상, 신체망상, 관계망상, 애정망상이 나타나며, 환각에는 환청, 환시, 환후, 환촉, 환미와 같은 증상이 있다.

이 중에 환청이 대표적 증상으로 2명 이상의 사람이 환자의 삶과 행동에 대해 이야기하고 환자는 그 환청에 집중하여 반응하고 행동하는 것을 관찰할 수 있다.

정신분열증의 두 가지 주요 원인으로 알려진 망상과 환각의 내용에 대해 환자는 마치 그것이 현실 또는 사실인 것으로 인식하고 반응하기 때문에 보호자들은 많은 혼란과 고통을 겪게 된다. 물론 이 혼란을 겪는 환자가 가장 고통스럽다는 점을 이해하고 공감하며 적극적으로 조력하는 것이 필요하다는 점은 백번 강조해도 지나침이 없다.

정신분열증의 증상 가운데 하나인 혼란스러운 언어는 대화 중에 빈번히 주제에서 이탈하거나 언어 표현이 뒤죽박죽이 되는 것을 말한다. 한마디로 알아 듣을 수 없는 말을 하는 것이다. 이런 증상으로 인해 보호자와 의사소통이 되지 않아서 갈등하거나 충돌이 심해지고 폭력이 발생하기도 있다. 이런 과정에서 환자는 더욱 혼란스러운 상태로 빠져들고 가족 역시 많은 고통을 받게 된다.

다음으로 심하게 혼란스러운 행동이나 긴장증적 행동이 나타나는데, 심하게 혼란스러운 행동은 나이에 걸맞지 않는 행동이나 상황에 맞지 않게 하는 부적절한 행동을 의미한다.

또한 긴장증적 행동은 몸이 굳은 것처럼 어떤 특정한 자세를 몇 시간씩 꼼짝도 않고 있는 모습을 말한다. 이때 환자는 환각에 집중되는 경우가 있는데, 대체로 환청에서 들려오는 소리를 들으며 긴장되어 있다. 이러한 환자의 모습에 보호자들이 간섭하거나 자극을 하면 갑자기 공격적 행동, 과다행동을 보이는 경우가 있기에 매우 주의 깊은 이해와 배려가 필요하다. 또한 보호자들은 정신장애를 이해할 수 있는 정보가 부족할 때 일반적 상식을 기초로 환자를 판단하여 문제를 더 악화시킬 수가 있기 때문에 정신 장애에 대한 정보를 학습할 필요가 있다.

마지막으로 음성증상들이 있는데, 감소된 정서표현이나 무의욕증이 있다. 감소된 정서표현은, 외부의 자극에 반응하거나 의사소통을 할 때 정서적 반응이 둔화된 상태를 말하며, 얼굴의 표정, 눈을 마주보는 것, 말의 억양, 손이나 몸을 통해 표현하는 움직임 들이 감소한다. 무의욕증은 어떤 의욕도 없고 목표도 없이 사회활동에 관심 없는 태도로 장기간 생활하게 되는 것을 말한다.

문제는 보호자들이 이러한 증상을 상식적으로 판단하여 답답해하며 사회활동을 하도록 재촉함으로써 환자가 더 힘들어질 수 있다는 것이다.

정신분열증은 정신과 약물치료와 심리상담 및 심리치료를 통해 그 증상이 개선되거나 일정한 사회적 기능을 회복하여 사회생활을 유지하기도 한다. 그러나 중증인 경우에는 치료에 많은 시간을 보내게 되며 사회활동을 할 수 없게 된다. 후자의 경우 정신 장애를 일으킨 원인과 과정의 문제 경험이 그만큼 충격적이고 깊다는 것을 이해하고 환자를 세심하게 돌볼 필요가 있다.

만약, 정신의학과 이상심리학이 발달되지 못했다면 정신분열증과 앞서 설명한 다중인격장애, 해리성 정체감 장애를 비롯한 몇몇 정신장애는 일반적으로 '귀신들렸다'는 말로 규정해버리기 쉬운 특징을 지니고 있다.

정신의학과 이상심리학이 고도로 발달한 현재에도 일반인들은 정신장애를 직면했을 때 그 증상을 이해하고 판단하며 대처할 수 있는 기본적 상식이 매우 부족한 것이 현실이다.

실제로 정신장애로 진단받은 내담자를 최면을 활용하여 살펴보았을 때 빙의 영이 발견되는 경우가 있기 때문에 정신장애의 원인을 확정적으로 말하기 어려운 면이 분명히 있다. 빙의 경험을 포함하여 다중인격장애, 해리성 정체감 장애 외의 정신장애 환자에서도 빙의현상이 발견되고 있다.

흥미로운 것은 빙의현상을 보이는 사람을 최면 영치유법으로 치유 후 빙의 영을 분리하면 정신장애로 고통을 받던 사람이 즉시 또는 단기간에 정상적인 상태로 회복된다는 점이다. 이는 빙의 영이 병의 원인일 경우, 원인이 사라짐으로써 그 결과로서 나타난 정신장애가 빠르게 사라진다는 것을 의미한다.

따라서 정신의학과 이상심리학에서 사용하고 있는 진단 기준에 의해 어떤 병명을 지정하더라도, 빙의현상, 빙의 경험이 정신 장애의 원인이 된 것은 아닌지 한 번 더 관심을 가지고 면밀히 살펴볼 필요가 있다. 빙의 영이 정신장애를 일으킨 원인이라면 매우 빠르게 건강을 회복하여 정상적인 삶을 살도록 환자를 도울 수 있기 때문이다. 물론 기존의 정신과 약물치료와 심리상담 및 심리치료를 적용해야할 정신장애를 부정하는 것은 아니다. 다만 빙의현상이 여러 정신장애의 원인으로 작용하는 경우가 명백히 있다는 측면을 생각하고 환자를 더 효과적으로 돕기 위한 관점과 해결방법을 제시하고자 하는 것이다.

이러한 점에서 저자는 영적 현상과 영적 장애에 관심이 있는 임상가, 종교인, 학자들이 주의 깊은 관찰을 통해 환자를 진단하고 건강을 회복시키기 위한 새로운 관점과 해결방법으로 최면 영치유법이 적극 활용되기를 바라는 마음이다.

제 5 장

영적 장애, 퇴마(退魔)방식의 문제점

영적 장애와 관련하여 그동안 종교영역에서는 오랜 경험과 영적 통찰력을 통해서 빙의문제를 진단하고 천도재, 구병시식, 귀신 쫓는 굿, 퇴마의식, 축귀의식, 축사사역, 구마예식(exorcism) 등을 통해 영적 장애와 질환을 치유해 왔다.

이러한 종교 영역의 오랜 전통적 치유법들은 여전히 유용하여 영적 장애 및 질환으로 고통 받는 환자, 신도들을 치유하는 중요한 치유법으로 전승되고 있다.

그러나 문제는 한결같이 영적 장애, 영적 질환으로 고통 받는 환자를 위해 빙의영을 심하게 공격하여 쫓아내는 방법을 사용한다는 점이다. 즉 귀신을 쫓아내는 방법은 기본적으로 폭언과 폭력, 위협적 공격을 반복한다.

실제로 이러한 폭력적 방법은 간혹 효과를 발휘해서 빙의 영이 사람의 몸에서 도망치게 되면서 빙의로 인한 병증들이 사라지기도 하는 것으로 알려져 있다. 그러나 이러한 퇴마(退魔)방식의 가장 큰 문제점은 사람의 몸에서 도망친 빙의 영이 떠돌다가 다시 그 환자에게 빙의되는 경우가 있다는 것이다. 즉 잠시 도망쳤다가 다시 돌아오는 것이다. 또는 도망친 빙의 영이 떠돌다가 다른 사람에게 빙의되면서 영적 장애로 고통 받는 사람이 또 발생하며 악순환하기도 한다.

이러한 퇴마방식은 살아있는 사람, 즉 환자에 초점이 맞춰짐으로써, 빙의된 영적 존재들을 병원균, 세균 취급하는 것이며, 이는 영적 존재가 어떤 존재인지 모르기 때문에 발생하는 크나큰 실수이다.

앞서 영적 장애는 삶을 마친 영혼, 즉 영적 존재가 사람에게 빙의되어 사람에게 빙의 영의 생전 질환 또는 장애가 병증으로 나타는 것이라고 밝힌바 있다.

저자의 임상사례를 통해 관찰한 결과, 빙의현상과 같이 영적 존재가 빙의, 무병, 신병을 일으키는 원인이 분명하지만 문화와 종교적 인식의 차이에 따라서 빙의현상을 일으키는 영적 존재를 영혼, 귀신, 마귀, 사탄, 악귀, 악마 등으로 지칭하고 있다. 심지어 미국의 빙의 치유 사례에서는 빙의 영을 공상영화에 나오는 ET, 외계인, 죽은 사람의 의식 파편 등으로 인식함으로써 심각한 혼란이 야기되고 있다. 이렇게 문화와 종교적 인식의 차이, 임상가들의 인식의 차이가 발생하는 근본적 원인은 빙의 영, 영적 존재들과 의사소통할 수 있는 방법이 매우 제한적이라는 데 있으며, 이로 인해 오해와 왜곡된 인식이 발생한다.

빙의 영으로 인한 영적 장애에 대해 영혼, 귀신, 마귀, 사탄, 악귀, 악마와 같은 인식을 기초로 영적 장애를 치유하려는 접근 방법은, 치유사로 하여금 영적 존재를 공포의 존재, 위험한 존재로 인식하게 하여, 심한 폭력이나, 공격을 퍼붓게 만드는 치유방식에 위험한 정당성을 부여한다. 만약 빙의된 영혼과 대화가 가능하며 빙의 영이 환자의 가족, 친구, 지인이라는 것을 알게 된다면 과연 이런 방식을 허용할 수 있을 것인가 생각해볼 일이다.

이런 폭력적 치유방식은 역사적으로 고대의 원시적 종교인 무속신앙, 샤머니즘으로부터 현대의 종교에 이르기까지 지속적으로 전수되며 사용되고 있다.

심지어 이러한 폭력적 치유방식을 환자에게 심하게 적용하다가 환자가 사망하고 치유사는 살인을 저지른 중범죄자가 되는 일이 매년 몇 건씩 발생하고 있는데도 여전히 반성하지도 않고 변화를 시도하지도 않은 채 그대로 사용하고 있는 것이 현실이며 사실이다.

일부 종교에서는 빙의 영을 악마라고 하며 귀신 쫓는 의식을 통해 교단을 활성화하는 경우도 있다. 심지어 빙의 영이 진술하는 가족관계에 관련된 정보조차도 악마라서 모든 비밀을 알고 있다는 식으로 몰아붙이며 심한 공격을 퍼붓는 일이 일반화되어 있다.

현재 귀신 쫓는 치유방식, 즉 퇴마방식은 매우 잘못된 치유방식이라는 점을 밝힌다. 이는 환자, 영적 존재, 치유사, 치유장면에 참여한 관계자 모두에게 또 다른 위험을 초래할 가능성이 매우 높다. 비유하자면 빈대 잡으려다 초가삼간 다 태우는 방식이며, 잘못하면 혹 떼려다 더 큰 혹을 붙여 고통 받을 수 있는 심각한 문제를 지닌 방식이다. 특히, 종교 영역에서 실시하고 있는 퇴마방식은 신비스러운 비밀도 아니고, 치유사가 절대자로부터 부여받은 엄청난 치유능력을 발휘하는 것도 아님을 밝힌다.

저자가 밝히는 최면 영치유법은 실제 임상사례를 객관적으로 관찰하여 정립한, 검증된 안전한 해결방법이며 치유방법이다.

앞으로 영적 장애를 다루는 전문가들이 안전성이 검증된 최면 영치유법을 통해 안전하고 효과적으로 환자를 치유할 수 있기를 바란다. 더 이상 위험하고 잘못된 폭력적인 퇴마방식을 사용하지 않기를 바란다. 영치유 능력은 개인의 신통력이나 절대자로부터 받은 초월적인 능력이 아니라 하나의 심리치료 이론과 방법으로서, 배우고 익히면 얼마든지 임상에서 적용할 수 있는 치유방법인 것이다.

최면 영치유법을 통해 더 많은 전문가들이 '보이지 않는 세계, 영적 현상'에 대한 과학적 연구와 검증을 하여 살아있는 사람의 영적 장애 및 영적 존재의 고통까지도 치유할 수 있는 역량을 발휘할 수 있기를 기대한다.

어떤 영역이든 과학적 합리성을 확보하기 위해서는 현상을 관찰하고 합리적 연구방법을 적용하여 반복 검증함으로써 이론과 방법론을 정립해야 한다. 영적 장애를 일으키는 영적 현상, 영적 경험인 빙의, 무병, 신병들 역시 이러한 과학적이고 합리적인 방법을 통해 학문적 연구가 가능하다. 앞으로 영적 장애를 다루는 전문가들이 애매모호하고 신비주의적인 언어로 영적 현상을 해석하고 설명하는 오류를 범하지 않기를 바란다. 나아가 비합리적이고 검증 불가능하며 위험이 악순환하는 폭력적 방식에서 벗어나 치유전문가, 보호자, 환자, 영적 존재가 모두 안전한 환경 속에서 치유가 이루어지기를 기대하는 마음이다.

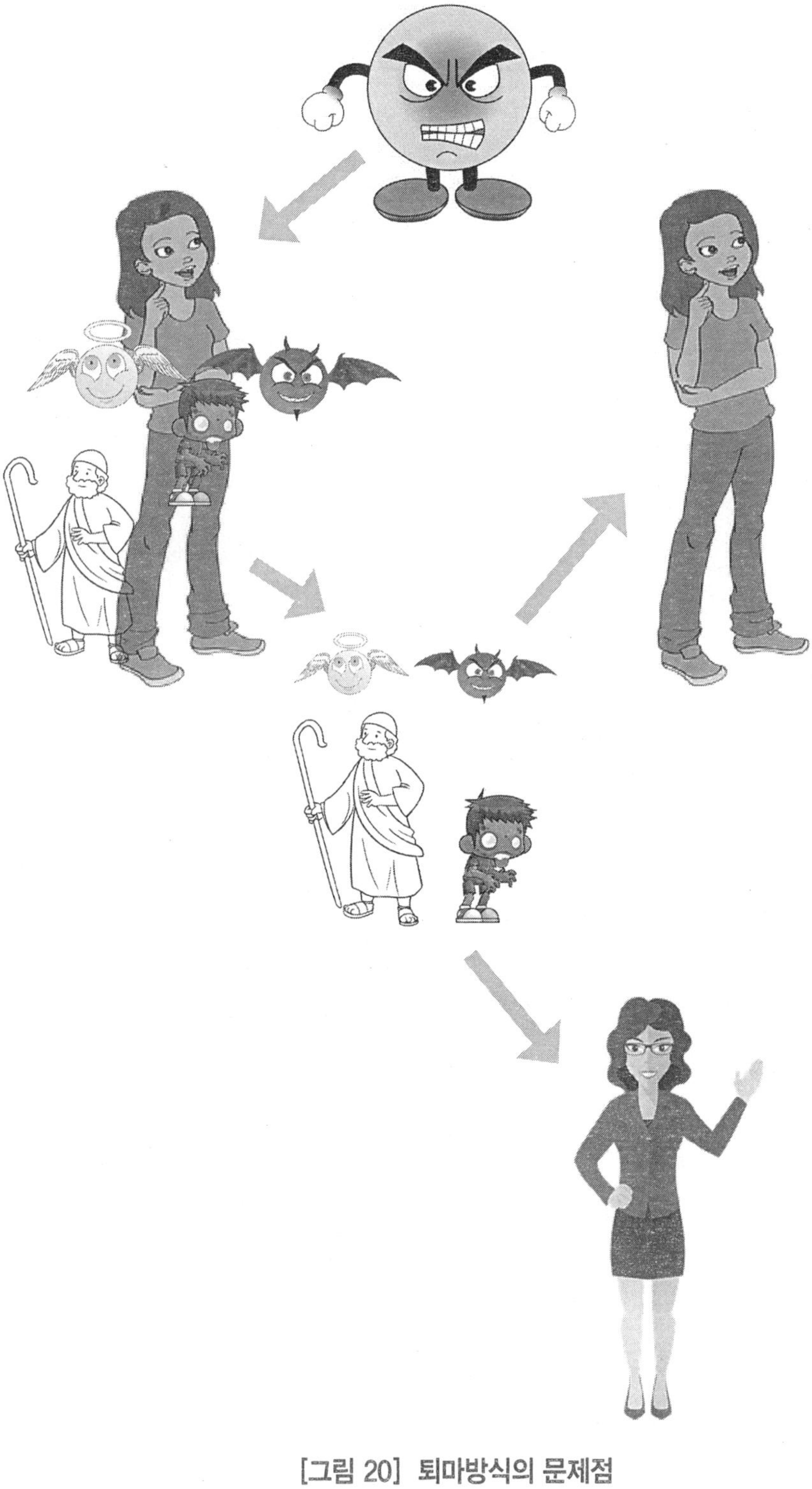

[그림 20] 퇴마방식의 문제점

1. 퇴마의식

(1) 천도재

천도재(薦度齋)란 죽은 이의 영혼을 극락으로 보내기 위해 행하는 불교의식이며, 널리 알려진 바와 같이 불교 신자가 사망했을 때 치르는 장례의식인 49재를 의미한다.

엄밀히 말하면 천도재는 퇴마방식의 영치유 방식은 아니다. 오히려 천도재는 망자의 영혼이 생전에 갖고 있던 여러 업보, 집착들로부터 완전히 자유로워질 수 있도록 불교경전을 읽어줌으로써 망령이 지혜의 눈이 열려 해탈하도록 돕는 불교의식이다. 이런 의미에서는 천도재는 삶을 마친 영혼이 한 생을 살아오면서 덕지덕지 붙어있던 온갖 번뇌망상을 깨우치고 극락으로 갈 수 있도록 돕는다는 점에서 영혼이 받을 수 있는 최상의 치유방식이 아닐 수 없다.

불교를 깊이 수행하신 스님들에 의하면 육신을 가지고 있는 사람들은 여러 장애가 있어 진리를 깨우치는 데 어려움이 있지만 삶을 마친 영혼들은 오히려 진리의 말씀을 있는 그대로 받아들여 깨우치기 쉬운 상태에 있다고 한다. 실제로 천도재 중에 읽어주는 경전의 내용에는 망령이 집착할 만한 그 어떤 것도 모두 헛된 것임을 자각하도록 돕는 내용으로 채워져 있다. 천도재에서 망령을 영가(靈駕)라고 호칭하는데, 이는 영(靈)과 멍에, 수레, 탈것을 의미하는 가(駕)가 합성된 조어로서 영혼이 갈 길을 찾아 움직이는 존재임을 의미한다. 따라서 천도재는 영가를 깨우치게 도와서 좋은 곳으로 갈 수 있도록 안내하는 불교의식임을 알 수 있다.

빙의 또는 무병으로 고통 받는 사람들 중에는 불교에서 시행하는 천도재를 통해 빙의 영을 천도함으로써 병증을 해소하는 경우도 있다. 실제로 장기간 빙의로 고통 받는 신도들이 사찰을 찾아 도움을 요청하는 것은 비일비재한 일이라서 경험이 많은 스님들이 신도들을 여러 방편으로 돕고 있다. 특히 천도재의 원리에 따라 빙의 영을 깨우치게 하여 좋은 곳으로 인도함으로써 빙의환자를 치유한다는 점에서 긍정적인 측면이 있다.

그러나 아쉬운 점은 빙의, 무병, 신병의 원인이 되는 영적 존재들을 정확히 확인하지 못하고 일괄적으로 천도재를 시행한다는 점이다. 기본적으로 영적 장애를 일으키는 영적 존재들을 확인하는 것은 병증의 원인을 확인하여 어떤 치유가 필요한지 계획하고 치유를 실시한 후에 그 경과를 명확히 검증하기 위해 필수적인 절차라고 하겠다. 따라서 천도재를 시행하기에 앞서 최면 영치유법을 통해 원인이 된 영가를 확인하고 치유 후 검증하는 절차를 거친다면 보다 더 효과적인 치유결과를 얻을 수 있다.

(2) 구병시식

구병시식(救病施食)은 병의 원인이 책주귀신(嘖主鬼神)에게 있다고 믿을 때 불경을 독송하며 책주귀신에게 법식(法食)을 베풀어 좋은 곳으로 떠날 수 있도록 돕는 불교의식이다. 책주귀신이란 이생에 원한이 남았거나 집착하는 바가 있어 떠나지 못하고 떠도는 영혼을 말한다.

구병시식은 민간 신앙에 있던 방식을 불교에서 수용하여 치유의식에 통합한 것으로 의식 중에 붉은 팥을 환자에게 뿌리며 책주귀신을 내쫓는 의식을 시행함으로써 병증을 치유한다. 붉은 팥은 민간신앙에서 흔히 귀신을 내쫓을 때 사용하는 방식으로, 귀신이 붉은 팥을 맞으면 심한 고통을 겪게 되어 견딜 수 없어 빙의된 사람의 몸에서 떠나게 된다고 한다.

이러한 전통적 방식은 빙의된 영적 존재를 폭력적으로 다루어서 빙의된 사람의 몸 밖으로 영적 존재를 쫓아내는 것이어서 퇴마방식이 적용되고 있다고 하겠다.

물론 모든 치유사들이 이 방식을 사용하는 것은 아니지만 영적 존재를 공격해서 내쫓는 방식은 지양해야 할 필요가 있다. 그것은 살아 있는 사람의 병을 고치기 위해 불행하게 생을 마친 영적 존재를 심하게 공격하는 것으로서 온정의 측면에서나 치유의 효율 면에서 보더라도 바람직하지 않다.

퇴마방식의 가장 큰 문제점은 빙의된 영이 몸에서 떠나면 끝나는 것이 아니라 영혼이 다시 떠돌며 고통 받거나 다른 사람에게 다시 빙의되며 악순환한다는 점이다.

한 가지 밝히자면, 빙의된 영혼이 사람의 몸에서 영적 현상으로 드러나면 팥뿐만이 아니라 어떤 자극이나 위협도 심각한 충격을 주게 된다는 점이다. 최면 영치유법을 적용한 치유과정에서 밝혀진 바에 따르면 영적 존재가 교통사고 또는 치명적 질병으로 고통 받다 사망한 경우에, 사망할 당시의 고통을 계속 느끼며 고통스러운 반응을 나타낸다. 이러한 점에서 저자는 빙의로 인한 병증은 빙의 영의 생전에 앓은 질환 또는 장애가 사람에게 나타난 것이라고 반복해서 설명한 것이다.

빙의 영들은 이러한 충격으로 인해 그들이 가야할 영적 세계로 가지 못하고 계속 고통 받으며 떠돌고 있다고 호소하고 있다. 이와 같은 임상사례의 결과에 따라, 산 사람의 질병을 치료할 목적으로, 불행하게 생을 마친 영적 존재들을 공격적으로 다루는 것을 중단해야할 필요성을 알게 된 것이다.

최면 영치유법은 산 사람의 영적 장애로 인한 병증을 치유하기 위해 그 원인으로 밝혀진 빙의 영의 생전 질환 및 장애를 치유하는 것을 핵심으로 하여, 모두를 치유하고 구제할 수 있도록 고안되었다. 따라서 최면 영치유법은 전통적으로 시행하던 치유방법, 방편들을 보다 안전한 환경에서 더 효과적인 결과를 거둘 수 있는 보완책으로 체계화하였다는 데 그 의미가 있다.

(3) 축사사역

축사사역(逐邪使役, deliverance)은 기독교에서 시행하는 병치유사역, 심리적 고통을 치유하는 내적치유와 더불어 신자에게 병을 일으키는 귀신을 쫓아내는 치유방식이다.

영어 표현을 빌면 'deliverance from evil, demon and devil'로서 악마, 마귀, 악귀, 악령으로부터 사람을 구조한다는 의미이다. 축사사역 또는 축귀사역은 기독교계에서 역사적 전통을 가지고 시행하고 있는 주요 치유사역으로 기독교 성경에 예수가 귀신을 쫓아냄으로써 병자를 치유하는 기록이 다수 발견된다.

몇몇 기록을 살펴보면 다음과 같다. "저희가 나갈 때에 귀신 들려 벙어리 된 자를 예수께 데려오니 귀신이 쫓겨나고 벙어리가 말하거늘(마태복음, 9:32)", "저물매 사람들이 귀신 들린 자를 많이 데리고 예수께 오거늘, 예수께서 말씀으로 귀신들을 쫓아내시고 병든 자들을 다 고치시니(마태복음, 8:16)", "예수께서 더러운 귀신을 꾸짖어 이르시되 말 못하고 못 듣는 귀신아,

내가 네게 명하노니 그 아이에게서 나오고 다시 들어가지 말라 하시매, 귀신이 소리 지르며 아이로 심히 경련을 일으키게 하고 나가니(마가복음 9:17)", "더러운 귀신이 사람에게서 나갔을 때 내가 나온 집에 다시 돌아가리라. 이에 가서 저보다 악한 귀신 일곱을 데리고 가서 거하니 그 사람의 나중 형편이 전보다 더 심하니라(누가복음 11:14)".

이와 같은 귀신을 쫓아냄으로써 병자를 치유한 기록은 매우 많이 발견될 뿐 아니라 매우 구체적이고 치유과정과 치유를 시행할 때 나타나는 반응이 최면 영치유과정에서 나타나는 반응과 매우 유사하다고 하겠다.

치유 원리의 측면에서 기독교 축사사역의 기사를 살펴보면 병의 원인이 귀신이라는 점이며 귀신을 쫓아냄으로써 병자를 치유한다는 점에서 다른 신앙들의 치유법과 유사한 관점이 있음을 발견할 수 있다.

귀신이 나갈 때 '경련을 일으키게 하고'의 기록은 실제 영적 존재가 몸에서 나갈 때 나타나는 반응이어서 2000년 전에 시행된 축사사역이 실제였다는 짐작을 하게 한다.

또한 더러운 귀신이 나갔다가 다시 돌아오겠다는 귀신의 말과 다시 돌아올 때 일곱 귀신을 데리고 들어와 병자가 더 나빠졌다는 기사는 영적 존재가 어떤 반응을 보이는지 명확하게 기록한 것이어서 놀랍기만 하다.

'더러운 귀신'에 관한 기사는 귀신이 나가기도 하고 다시 들어올 수 있다는 점을 역사적 기록으로 보여주는 것이다. 특히, 다른 더 나쁜 귀신을 일곱을 데리고 들어온다는 점은 귀신이 보복하는 행위를 하고 있음을 알 수 있다.

기독교 축사사역은 성경에 기초하여 교회와 기도원 등에서

훈련받은 축사사역자들에 의해 지금도 여전히 시행되고 있다.

아쉬운 점은 기독교 축사사역의 원리도 귀신을 내쫓는 방식, 즉 퇴마방식이라는 점이다.

축사사역자들은 예수가 귀신에게 '나가라고 명령'함으로써 귀신을 쫓아내어 병자를 치유하였던 방식에 근거하여 '나가'라는 명령방식을 반복하여 사용하고 있다.

퇴마방식의 문제점을 앞서 설명한 바 있지만 퇴마방식의 문제점 또는 부작용은 '더러운 귀신'에 관한 기사에 그대로 나타난다. 즉 '더러운 귀신'이 병자의 몸에서 나갔다가 다시 다른 귀신을 데리고 병자에게 들어왔다는 점을 주목해보아야 한다.

귀신을 내쫓는 방식인 퇴마방식은 이처럼 병자의 몸에서 영적 존재가 공격당해 쫓겨났다가 그 병자에게 다시 들어오거나 떠돌다가 다른 사람에게 빙의되는 문제점을 안고 있다.

따라서 신학적 논란의 소지가 있지만 저자는 기독교 축사사역 과정에서 축사사역자, 병자, 축사사역 조력자들이 안전한 환경, 안전한 방식으로 축사사역을 보완할 필요성이 있음을 조심스럽게 제안한다.

저자가 기존의 치유방식을 보완한 대안으로서 최면 영치유법을 제시하고 있지만 일부 기독교에서는 최면을 사이비종교라고 비난하는 일이 있다.

이런 최면학에 대한 논란은 한국 교단의 영성운동, 귀신론에 대한 비판에서 시작되었다고 할 수 있는데, 일부 국내외 교단의 목회자가 최면학에서 사용하는 신체후도법(몸을 앞에서 뒤로 넘어뜨리는 방법)을 마치 장풍을 날리듯 사용하며 성령체험을 한다거나 귀신을 쫓는 축사사역을 하면서 발단이 된 측면이 있다.

이외에 눈을 강하게 마주보는 안구응시법(고정응시법), 눈을 지긋이 누르는 무찰법, 큰소리로 기합을 넣는 순간최면법 등이 기독교계에서 사용되고 있는 것이 사실이다.

이는 미국 기독교계에서 부흥강사들이 주로 사용하여 좋은 반응을 이끌어낸 것을 국내에 도입한 것으로 유럽과 미국에서 발전한 최면학을 정신과 의사, 심리치료사, 대체요법 치유사, 목회자들이 흔히 배우고 여러 영역에 활용하고 있는 사회문화적 보편성에 영향 받은 결과이기도 하다.

최면학은 종교와 전혀 상관없는 심신 양면의 질병을 치료하는 의술이자, 심리치료기술로서 유럽과 미국에서 발전되어온 오랜 역사와 전통을 가진 과학이며 학문 영역임을 밝힌다. 이와 같은 논란은 최면에 대한 심각한 오해와 왜곡된 인식에서 비롯된 것으로서 최면에 관한 장에서 자세히 설명하도록 하겠다.

(4) 구마예식

가톨릭 교회에서 시행되는 구마예식(驅魔禮式, exorcism)은 가톨릭 교회법 제1172조에 따라 특별히 구마에 관련된 교육을 받아 선별된 성직자나 고위 성직자에 의해서만 집전될 수 있다.

구마예식은 주교의 서면 허가를 필요로 하는데, 신자에게 나타난 병증 중에 정신장애를 배제하기 위한 세밀한 정신의학적 검사가 선행된 후 정신장애가 아닌 영적 장애인 경우로 확인될 때 집전될 수 있는, 악령을 쫓아내는 의식이다.

구마(驅魔)라는 용어에서 알 수 있듯이 '마귀, 악령을 몰아낸다. 말을 몰 때처럼 마귀나 악령을 채찍질 한다.'는 의미로 기본 방식이 퇴마방식이라는 점은 기독교 축사사역과 동일하다.

또한 구마예식도 기독교 성경에 나타난 예수의 축사사역 기사를 근거로 한다는 점에서 신학적 근거가 동일하다. 구마예식은 종종 영화에서 성직자들이 집전하는 장면을 볼 수 있는데, 악령과 험악하게 싸우며 고생하는 모습을 기억할 수 있을 것이다.

기독교의 축사사역자들이 체계적인 교유과정을 통해 양성되는 것처럼 가톨릭 구마사도 체계적인 교육과정을 통해 양성되고 선발되어 집전할 수 있도록 법제화되었다.

특히 다행인 점은 신자에게 나타난 병증이 정신장애의 문제인지 정신장애와는 전혀 상관없는 영적 장애, 즉 귀신들림의 문제인지를 구분하기 위해 정신의학적 검사를 면밀하게 진행한다는 점이다.

이러한 방식은, 앞서 다중인격장애, 해리성 정체감 장애, 정신분열증 등 영적 장애와 유사한 병증을 보이는 정신장애를 빙의 경험이나 빙의현상 등의 영적 장애와 구분할 필요가 있다고 제시한 점에 비추어 볼 때 바람직하다고 하겠다.

다만, 기독교 축사사역과 마찬가지로 퇴마방식의 한계와 문제점을 보완하여 구마사, 환자, 구마조력자들이 영적 존재들의 저항, 공격, 복수와 같은 위험과 환자의 몸에서 도망나갔다가 다시 들어오거나 다른 사람에게 들어가서 문제를 일으키는 부작용을 개선할 필요가 있다.

(5) 귀신 쫓는 굿

귀신 쫓는 굿은 우리나라 무속신앙에서 귀신 붙어서 병이 생긴 환자, 귀신 때문에 어떤 장애가 발생하는 것을 해결하기 위한 굿으로 세습무 또는 강신무인 무속인에 의해 이루어지는 굿이다.

귀신 쫓는 굿은 무속인과 조력자들에 의해 크고 작은 규모로 이루어지는데, 귀신을 쫓기 위한 무경(巫經)을 독경하며 여러 가지 귀신 쫓는 행위를 한다.

귀신 쫓는 굿에서 사용하는 축사경(逐邪經)의 내용은 무속신인 신장(神將)이나 신병(神兵)을 호령하여 신진(神陣)을 치고 귀신을 잡아서 엄하게 꾸짖고 처치하는 내용으로 이루어져 있다고 한다. 실제 귀신 쫓는 굿은 매우 험한 분위기로 진행되는 것으로 알려져 있는데, 귀신들린 환자를 창이나 칼과 같은 무구(巫具)로 위협하고 때리는 등의 폭력적인 행위를 통해 귀신을 쫓아내고 있다. 문제는 이러한 폭력적 행위로 인해 귀신을 쫓기보다 환자가 더 큰 충격을 받는 일이 발생한다는 점이다. 이러한 문제점은 한 해에 몇 번씩 귀신 쫓는 굿을 하다가 환자가 사망하는 사고, 무속인이 사망하는 사고가 언론에 보도되는 것을 통해 알려져 있다. 유사한 예로, 간혹 기독교 기도원에서 귀신을 쫓아내는 치유사역을 하다가 환자가 사망하는 사고가 보도되기도 하여, 종교의 종류에 상관없이 영적 장애를 치유하는 방식이 심각한 문제를 지니고 있음을 말해주고 있다.

환자가 사망할 정도로 위험한 이러한 퇴마방식은 형사법적인 문제로 비화되어 무속인 또는 치유사역자가 살인사건의 범죄자가 되어 형사 처벌을 받게 되기도 하므로 개선이 시급함을 알 수 있다.

무속신앙의 다양한 굿은 역사적으로 우리나라의 문화유산으로서 전통을 계승하고 있다는 점에서 긍정적인 측면이 있고,

전통적인 민간신앙을 통해 많은 수의 사람들이 위로와 위안을 받고 있는 것이 사실이다. 이러한 무속신앙에 대해 유명한 모 대학교수는 전통적인 심리상담사의 원형이 무속인이라고 할 정도로 무속신앙이 사회적 기능을 하고 있음을 언급한 바 있다.

그러나 한편으로는 무속신앙 영역에서 영적 장애를 치유하는 방법 역시 개선의 필요성을 언급하는 견해가 분분하다.

앞서 설명한 바와 같이 환자와 무속인이 사망하는 사건은 굿을 통한 치료방식의 큰 문제이며, 더 근본적인 문제점은 영적 존재가 내쫓긴 후 다시 들어오거나 떠돌다가 다른 사람에 빙의되어 병을 일으키는 것이다.

심지어 무속인을 최면 영치유한 사례를 보면 무속신령뿐 아니라 잡신, 잡귀라고 하는 영적 존재들이 다수 발견되어 무속인의 무업(巫業)을 방해하는 것을 관찰할 수 있었다. 이러한 문제점들 역시 귀신을 쫓아내는 방식이 영적 존재를 떠돌게 하다 또 다른 문제를 일으키는 현상 중에 하나이기에 개선이 필요한 점이라고 하겠다.

2. 새로운 대안, 최면치유방식

(1) 볼드윈 박사의 빙의치료

병이 있으면 치료방법이 있다는 말이 있다. 이는 질병을 치료하기 위한 인류의 부단한 노력이 낳은 결과를 알게 해주는 말이다. 빙의와 같은 영적 장애를 해결하기 위한 임상적 관찰과 연구 또한 여러 전문분야에서 지속되어왔다. 특히 최면을 이용하여 영적 장애를 치유하는 방법에 대한 연구는 의외의 환경에서 그 성과를 거두게 되었다.

미국의 치과의사 출신인 볼드윈(William J. Baldwin) 박사는 치과 환자를 치료할 목적으로 최면을 활용하였는데, 점점 치과의사보다는 최면전문가로 활약하며 빙의현상을 목격하게 되었고 이를 치유하는 데 성공하게 된다. 결국 볼드윈박사는 치과의사를 그만두고 임상심리학 박사과정에 등록하여 최초로 빙의를 임상에서 검증하여 '빙의의 진단과 치료'라는 주제로 박사논문을 저술하였다. 그의 박사논문은 후에 '영치료: 기법편람'이라는 최초의 빙의치료 전문서적으로 출판되었다.

볼드윈 박사가 창안한 빙의치료기법을 'Spirit Releasement Therapy(SRT)'을 직역하면 '영혼 놓아주기 또는 영혼 풀어주기 치료'라는 의미가 되는데, 볼드윈 박사가 2004년에 생을 마치면서 그의 부인 주디스 볼드윈(Judith Baldwin)에 의해 'Depossession Healing'이라는 이름으로 불리며 유지되고 있다. 'Depossession Healing'를 직역하면 탈 빙의 치유 또는 빙의분리치유의 의미로 해석할 수 있다.

볼드윈박사의 빙의치료기법은 총 6단계로 구성되어 있다. 첫째, 최면상태로 유도하여 내담자에게 붙어있다고 여겨지는 영적 존재를 확인한다. 둘째, 첫 번째에서 발견된 영적 존재 이외의 다른 영적 존재가 더 있는지 확인한다. 이는 특성상, 영적 존재가 하나 이상 발견되는 것이 일반적이기 때문이다. 셋째, 찾아낸 영적 존재와 대화를 진행한다.

볼드윈 박사는 영적 존재와 대화하는 목적이 빙의 영의 감정적 갈등, 신체적 욕구에 대한 이해, 내담자에게 빙의될 만한 환경 및 취약성, 감수성 파악, 그리고 내담자에게 빙의되어 발생하는 영향 평가 등이라고 했다. 볼드윈 박사는 본래 치과의사였지만 임상심리학 박사로서 심리상담사이기도 하다. 매우 다행스러운 그의 치유방법 중에 하나는 빙의 영과 의사소통하며 심리상담 및 치료를 진행한다는 점이다. 이는 최면상태라는 독특한 환경에서 가능한 것으로 매우 쉽게 영적 존재와 대화가 가능하기 때문이다.

또한 이러한 빙의를 치유대상으로 하며 볼드윈 박사는 살아있는 내담자와 빙의된 영혼을 모두 치유한다는 치유에 관한 좋은 관점을 제시하고 있다. 네 번째, 빙의 영을 빛으로 제거한다. 이때 빙의 영을 빛으로 떠나보내면 먼저 죽은 가족 및 친구 영들의 환영을 받는다고 주장한다. 다섯째, 치유의 빛으로 밀봉한다. 이는 빙의 영이 머물던 자리를 빛으로 채워 밀봉한다는 의미이며, 치유 후에도 내담자 스스로 빛을 시각화하여 반복할 필요가 있다.

여섯째, 내담자의 후속 치유이다. 이는 빙의치유는 한 번에 끝내서는 안 된다는 점을 강조한 것이다. 왜냐하면 빙의 영은 하나 이상의 존재가 발견되는 경우가 매우 흔하기 때문이다.

이러한 볼드윈박사의 빙의치유기법은 그 과정과 결과가 매우 긍정적이어서 빙의 치유를 퇴마방식으로 진행할 때 발생하는 부작용, 사고를 현격히 줄일 수 있다.

또한 볼드윈 박사는 심리상담사로서 살아있는 내담자만을 돕기 위해 빙의 영을 폭력적으로 위협하여 퇴마하던 기존의 접근방식을 배제하고, 빙의 영의 생전 갈등, 감정적 취약성을 심리상담 방식으로 다루어 빙의 영을 치유하는 방식을 취하고 있다.

앞서 설명한 바와 같이 볼드윈박사는 내담자와 빙의 영 모두를 치유한다는 관점을 통해 안전한 환경에서 좋은 결과를 얻도록 함으로써 영치유 영역에 혁신적인 공헌을 했다고 말할 수 있다.

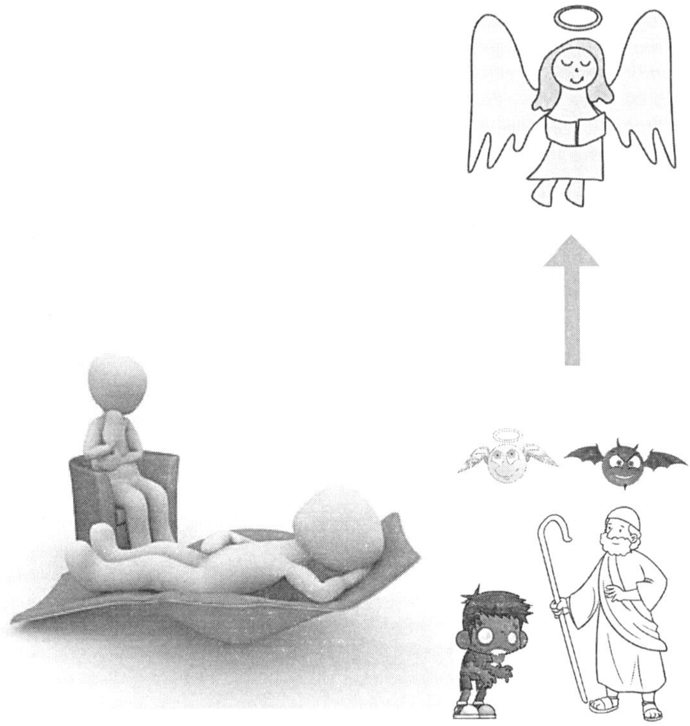

[그림 21] 최면 영치유법

(2) 최면 영치유법

최면 영치유법(催眠靈治癒法, Hypnosis Spirit Healing; HSH)은 볼드윈박사의 치유관점과 접근방식에 있어서 공감되고 유사한 측면이 있다. 먼저 최면상태에서 내담자에게 어떤 영적 존재가 빙의되어 있는지를 살핀다는 점이다. 이는 내담자가 최면에 유도되면 자신의 무의식 또는 잠재의식에 있는 여러 정보가 의식화되어 자각할 수 있게 되는 최면의 장점이자 특징 때문이다. 즉 빙의 영, 무속신령의 정보도 무의식 또는 잠재의식이 발현될 때 찾을 수 있게 되는 것이다.

둘째, 최면상태에서 빙의된 내담자를 살펴보면 단 한명의 영적 존재만 발견되는 경우는 매우 적고 다수의 빙의 영이 발견되는 경우가 일반적이다. 따라서 최초의 영적 존재 이외에 다른 영적 존재가 있는지 찾아보는 것은 너무나 당연한 일이다.

셋째, 빙의 영을 심리상담기법을 통해 감정의 응어리, 이생에서 이루지 못한 한(恨), 심리적 상처 등을 치유하는 접근을 한다는 점이다. 이는 임상사례를 통해 저자가 그 필요성을 발견한 것으로서 그야말로 비명횡사한 영혼이 처참한 고통 속에서 구천을 떠돌다 빙의된다는 것을 알게 되었기 때문이다. 아마도 볼드윈 박사도 이러한 정보를 기초로 빙의 영을 심리상담을 통해 마음을 풀어주는 접근을 하였을 것으로 생각된다.

넷째, 빙의 영과 내담자 모두를 치유하고 구제한다는 치료적 신념이 저자와 유사하다. 이는 저자가 목격한 퇴마방식의 폭력적 행위가 얼마나 큰 부작용과 사고를 유발하는지 알게 된 후에 깊은 통찰을 통해 변화를 시도하여 성공한 것이다.

또한 이러한 치유방식과 치료적 신념은 내담자의 고통을 덜기 위해 빙의 영을 병균이나 악마로 취급하여 폭력을 가하는 것과는 달리, 빙의 영을 치유한 결과로써 내담자가 회복시키는 원칙을 세우게 된 동기이기도 하다.

다섯째, 치유 후 사후관리 방식이 매우 유사하다. 빛을 시각화하여 빙의 영이 머물던 자리를 채우고 강화하여 더 이상 영적 존재가 침입하지 못하도록 방비하는 것은 매우 중요하다.

볼드윈 박사가 임상사례의 관찰을 통해 내담자와 빙의 영의 특성에 대해 어떤 치유방식을 적용해야하는지 발견한 것처럼 최면을 적용하여 영적 장애를 치유해본 전문가들은 볼드윈과 같은 임상경험과 통찰이 생길 수밖에 없다. 왜냐하면 영적 존재들과 최면상태에서 의사소통을 하다보면 그들이 어떤 존재인지, 어떤 상태인지를 명확히 알 수 있기 때문이다. 이는 우리가 길을 가다가 사람이 다치면 본능적으로 돕고 치료하기 위해 애쓰는 마음과 일치하는 것으로 절대로 내가 편하고 건강하자고 다른 사람을 공격하여 다치게 할 수 없는 이치와 같은 것이다.

볼드윈을 비롯하여 미국의 명상수행자들은 존재를 육체적 몸(physical body)과 영적 몸(spiritual body)으로 인식하는 개념이 있다. 이러한 개념을 통해 영적 장애를 일으키는 영적 존재를 이해해보면 우리 존재라는 것이 몸이 있고 없고의 차이가 있을 뿐임을 알 수 있다. 따라서 어떤 형태의 존재든 치유의 대상으로서 존중하며 치유하는 태도와 행위가 영육 간에 모두 좋은 결과를 얻을 수 있는 길이라는 점에서 치유방식의 큰 변화가 필요하다고 하겠다.

저자의 최면 영치유법도 볼드윈 박사와 마찬가지로 최면치유과정에서 얻어진 무의식 또는 잠재의식의 정보를 접하면서 구체화되었다. 특히 기본적인 최면유도기법, 전생퇴행기법 그리고 연령퇴행기법을 적용할 때 내담자에게서 나타나는 기괴한 신체반응, 표정들과 내담자가 아닌 다른 존재의 말과 고통스러운 목소리들을 접했을 때 몹시 당황했었다. 그러나 저자가 파악하고 있던 국내외의 빙의현상에 대한 정보들과 임상자료들을 토대로 적절히 대처하며 치유과정과 기법을 정립하게 되었다.

여기에 더불어 상담심리학자로서 획득한 이론과 임상정보, 그리고 저자의 오랜 명상수행 중에 얻어진 영적 경험과 통찰이 연구 개발에 큰 도움이 되었음을 밝힌다. 저자가 국내외 여러 정보들을 살펴본 결과, 최면기법을 적용하여 빙의 영을 다루는 장면에서도 폭력적인 퇴마방식을 여전히 사용하고 있음을 발견할 수 있었다.

저자는 퇴마방식의 빙의현상 치료의 부작용과 사고의 위험성에 대해 문제를 제기한 바 있다. 이러한 방식은 종교의 전통적인 방식으로서, 각각의 종교양식의 독특성을 유지할 필요성은 있지만 내담자와 영적 존재를 다루는 과정에서 별도의 치유 절차를 만들어 안전하고 효과적으로 치유할 수 있도록 변화를 시도하기를 제안한다.

최면 영치유법은 기존의 빙의 영치유방식을 보완하여 안전하고 효과적인 결과를 얻을 수 있도록 연구 개발되었다.

제6장

최면학의 역사

1. 최면학의 개관

최면(hypnosis)이란 일정한 암시에 의해 무의식을 의식화하는 심리기법 또는 잠재의식을 표면의식으로 드러나게 하는 심리기법 등으로 정의할 수 있다.

미국심리학회(APA)의 심리최면학회에서는, 최면이란 건강전문가, 치료자 그리고 학자들이 환자 또는 피험자의 감각, 지각, 사고 그리고 행동을 체험적으로 변화시키는 과정이라고 정의하고 있다. 최면학은 최면기법으로 유도된 최면상태인 무의식의 의식화 현상 또는 잠재의식의 표면의식화 현상의 특징인 무의식 또는 잠재의식에 저장된 긍정적 또는 부정적 정보를 탐색하여 내담자가 호소하는 고통과 지장을 해소하기 위해 발전된 독특한 학문이다.

여기에 무의식 또는 잠재의식에 저장된 정보에는 최면 영치유법에서 탐색하고 치유해야할 빙의 영과 같은 영적 정보를 포함한다. 지금으로부터 200여 년 전 18세기 유럽의 중심인 프랑스 파리는 최면을 통한 신체질환 및 정신질환의 치료가 의학계의 선풍적인 관심사였다. 최면은 정신의학자, 신경학자들을 중심으로 질환의 주요 치료방법으로 연구되었으며 현재에도 유럽과 미국의 정신과 의사와 심리상담사들의 주요 치료방법으로 활용되고 있다.

특히 미국심리학회(APA) 산하에는 저명한 학자들이 심리최면학회를 개설하여 오랜 전통을 가지고 왕성히 학술교류를 하고 있으며, 정신장애진단 통계 편람에서도 최면술은 주요 치료방법으로 권장되고 있을 만큼 그 유용성이 인정되어 왔다.

심리학의 아버지라고 일컬어지는 프로이트도 브로이어와 최면을 통해 히스테리를 치료하면서 무의식의 존재를 발견하게 되었다.

학문의 발전과정을 살펴보면, 우연한 발견에서 시작하여 임상사례의 관찰을 통해 연구하고 검증하여 이론을 정립하는 과정을 거치는 경우가 많다. 최면학도 다른 학문과 마찬가지로 임상 연구에 의해 개발된 결과이며 현재에도 지속적으로 발전하고 있다.

최면은 기원전 그리스의 종교의식의 일부에서 주술을 이용하여 종교적 신념을 고취시키거나 환자의 의식을 각성하여 질병을 치유하였던 행위를 그 원천으로 보고 있다. 이런 측면에서, 동아시아와 우리민족의 무속신앙에서 행하는 굿에서 참여자가 일정한 의식상태에 몰입되는 현상도 매우 유사한 최면상태라고 볼 수 있다. 근대에 이르러 오스트리아의 의사이자 철학박사 안톤 메스머(Franz Anton Mesmer, 1734-1815)가 '메스머리즘(mesmerism, 최면술, 동물자기최면술)'을 창안한 것을 시작으로 최면이 발달하게 되었다. 프랑스 파리를 중심으로 확산된 메스머리즘의 치유효과에 대한 관심은 의사, 약제사, 신경학자, 심리학자 등의 열성적인 참여로 이어졌고, 신체질환과 정신질환 양면에 적용하여 효과를 검증하면서, 이러한 임상관찰을 기초로 학문적 체계를 이루게 되었다.

그러다가 1차, 2차 세계대전 후, 참전용사의 정신적 충격(trauma)을 최면기법으로 치유하면서 급격히 발전하게 된다. 1950년대에 이르러, 영국의학협회(1955)와 미국의학협회(1958)는 최면을 유효한 치료수단으로서 그 가치를 인정하였다. 뿐만 아니라, 세계보건기구(WHO)에서도 최면을 유용한 치료수단으로 인정하였고, 미국심리학회(APA) 산하에는 심리최면학회(APA Division 30: Society of Psychological Hypnosis)가 설치되어 심리학자들에 의해 왕성한 학술활동이 이루어지고 있다.

이 책에서는 최면기법의 두 영역인 전통최면(지시적 최면)과 에릭소니언 최면(Ericksonian hypnosis, 비지시적 최면) 중에 전통최면인 지시적 최면에 대해 상술하도록 하겠다.

2. 최면현상의 발견과 기원

최면현상은 역사적으로 여러 문화권에서 우연히 발견되고 활용되어왔다. 최면현상은 최면몽환(催眠夢幻, Hypnotic trance), 최면상태(催眠狀態, Hypnotic State), 최면몽환상태(催眠夢幻狀態, Hypnotic Trance State) 등으로 불리고 있는데, 우연히 어떤 문화의식, 종교의식, 치유의식에서 효과적인 현상이 발견된 후 종교인, 치유사들이 의도적으로 최면현상을 유도하여 활용해온 것이라고 한다.

최면현상은 고대의 주술사, 샤먼, 종교지도자, 치유사들에 의한 종교의식이나 치유의식에서 그 기원을 찾아볼 수 있는데, 대체로 타악기를 두드리며 긴 시간 동안 의식을 진행하는 과정에서 최면상태가 발현되면서 주술사나 치유사가 언어적 메시지 또는 비언어적 메시지의 위력 또는 권위를 통해 종교적 목표나 치유의 목표에 도달하게 하는 것을 예로 들 수 있다.

고대 기록에 의하면, 최면의 기원은 기원전 이집트에서 "치차 엠 앙크"라는 사람이 최면현상을 이용해 어떤 이적을 보였다는 것에서 찾아볼 수 있다. 이러한 최면현상을 이용하는 장면은 고대 이집트와 그리스의 벽화 등에서도 찾아볼 수 있는데, 주술사나 치유사가 작은 지휘봉 같은 막대기로 사람의 얼굴 앞에서 어떤 의식을 행하는 벽화가 바로 그것이다.

이러한 주술적 고대 최면은 그리스, 로마시대로 이어졌다고 보고 있으며, 근대 프랑스 파리에서 의사, 신경학자, 심리치료사들에 의해 이론과 방법들이 체계화되어 임상에 적용되었다.

최면이 프랑스 파리에서 선풍적 관심을 끌면서 활성화될 당시에는 정신적 문제, 심리문제뿐만 아니라 육체적인 질환을 치료하는 주요 의술로서 최면이 활용되었으며, 현재에도 정신질환, 심리문제를 다루는 주요 방법으로 제안되고 있을 만큼 지속적으로 연구 개발되고 있다.

3. 메스머

프란츠 메스머(Franz Anton Mesmer,1734-1815)는 근대 최면학의 아버지라고 불리운다. 메스머는 독일의 의사로서 1775년 박사학위논문으로 동물자기론(動物 磁氣論, animal magnetism)을 발표하였는데, 이를 기초로 당시에는 최면술을 메스머리즘(Mesmerism)이라고 칭하게 되었다.

메스머리즘은 모든 동물 또는 사람에게는 자기(磁氣, mag netic power)라는 것이 있어서 이를 이용하면 모든 병을 치료할 수 있다고 주장하였다. 메스머는 1977년 '행성이 인체에 미치는 영향'이라는 논문에서도 별들이 사람의 신체에 영향을 주는 자기력이 방출한다고 주장하였다.

이는 당시 유럽에서 유행한 자력(磁力)을 이용한 통증치료에 흥미를 느꼈던 것에서 출발하였는데, 현재에도 자석의 마이너스 극을 통증부위에 접촉시키면 진통효과가 있는 것으로 알려져 있다.

메스머는 의학회(醫學會)로부터는 인정받지 못했지만 프랑스 파리에서 개업하여 일반인들을 진료할 때 메스머리즘을 적용하며 선풍적인 인기를 끌었다고 알려져 있다.

그러나 기독교와 동료 의사들의 시기를 받아 프랑스 정부의 조사를 받게 되었고, 치료효과는 인정하겠지만 동물자기는 초자연적 현상으로 정식 의술로서 인정할 수 없다는 판정을 받았다.

메스머리즘에서 활용한 동물자기는 한의학에서 말하는 기(氣)와 같은 인식과 유사한 것으로 메스머는 환자의 환부를 손바닥으로 지긋이 누르며 치료암시를 부여함으로써 효과를 거두었다고 한다. 또 다른 방식은 커다란 유리관에 물, 금속, 자석을 넣어 자기장이 흐르게 하고 환자에게 유리관을 접촉시켜 자기가 흐르게 한 후에 환부에 특별히 제작된 자석을 접촉하며 강한 최면암시를 부여해 치료했다고 한다.

흥미로운 것은 메스머리즘을 시술할 때 치료실의 조명을 비롯한 분위기를 매우 신비로운 느낌을 줄 수 있게 꾸몄다는 점인데, 이는 최면 피험자에게 치료에 대한 기대감이 고양시킬 수 있다는 점에서 치료효과에 영향을 주었을 것으로 생각된다.

당시에 메스머는 메스머리즘으로 심신양면의 병증들을 치료했다고 한다. 현재에도 이러한 최면기법은 파스법 또는 무찰법이라는 이름으로 전해지며 활용되고 있다.

4. 브레이드

제임스 브레이드(James Braid, 1785~1860)는 영국의 의사로 최초로 최면술(催眠術, hypnosis)이라는 용어를 사용하였다. 이는 최면상태가 잠에 빠진 것과 유사한 상태라는 것을 근거로 그리스어의 Hypnos(잠, 잠의 신, sleep)을 참고해 명명한 것이다.

브레이드는 1843년에 그의 책 '신경수면학(Neuro-Hypnology)'을 통해서 최면은 인공적 조작에 의한 일종의 유사 수면 상태라고 주장하였다. 그러나 그가 주장한 최면에 관한 수면학설이 잘못되었다는 비판이 있어서 이를 수정하려했으나 그대로 유지되면서 최면술(Hypnosis)이라는 용어가 현재에 이르도록 사용되고 있다.

브레이드가 최면에 공헌한 점은 고정응시법(固定凝視法)을 창안하여 최면을 발전시킨 것이며, 이는 현재에도 사용되고 있다.

브레이드는 빛이 나는 구슬, 물체, 또는 벽의 한 점에 시선을 고정하여 응시하는 방법을 사용하면 시신경이 피로해지고 최면상태가 나타난다고 주장하였다.

고정응시법은 시신경의 피로를 촉진하여 최종적으로 시신경을 마비시키는 것인데, 브레이드는 이 과정에서 언어암시를 병행하여 최면을 촉진하였다. 고정응시법을 사용하면 뇌파가 수면상태와 유사한 상태로 변화되면서 최면상태가 나타난다는 점에서 뇌과학의 발전과 함께 뇌파검사, 자기공명 이미징기술(FMRI)등으로 검증됨으로써 고정응시법이 최면유도방법으로서의 유용성과 효과가 입증되고 있다.

또한 최면암시는 사람들의 관념에 반응하는 것이라는 최면원리로 볼 때 시신경의 피로감 촉진은 '눈이 피곤하다'라는 관념을 자극한다. 이러한 자극은 곧바로 '잠자야겠다. 또는 휴식해야겠다.'와 같은 관념을 자극하여 뇌신경과 호르몬이 잠자는 상태, 즉 가수면상태 또는 최면상태로 변화될 수 있고, 뇌파도 명상상태의 뇌파인 알파파 또는 수면상태의 뇌파인 세타파로 변화하게 된다.

5. 리이보와 베르나임

리이보(Ambroise Auguste Liebeault, 1823~1904)와 베르나임(Hippolyte Bernheim, 1837~1919)은 프랑스 낭시(Nancy) 의과대학 출신의 의사와 의과대학 교수이자 낭시학파의 창시자로서 최면을 과학적으로 연구하여 학문적 체계를 세운 공로가 있다.

특히 리이보는 최면은 신비스럽고 이상한 것이 아니라 환자가 갖는 치료에 대한 기대와 암시에 의한 반응과 효과라고 주장하였다. 리이보가 개발한 직접암시기법은 환자를 최면상태로 유도한 후 환자가 기대하는 치료암시를 제작하여 반복적으로 암시함으로써 치료효과를 거두는 방법이며, 현재에도 유용한 기법으로 전수되고 있다.

이러한 방법은 무의식 및 잠재의식의 치유적 특성이 임상사례에서 밝혀진 것으로 무의식 및 잠재의식은 암시된 바를 실행에 옮겨 심신양면에 암시된 현상을 일으키는 것으로 나타났다.

이는 무의식 또는 잠재의식이 긍정적 암시이든 부정적 암시이든 무럭무럭 자라게 하는 특성에 의한 효과이다. 또한 심리학의 실험에 따르면 어떤 자극 또는 암시가 지속적으로 반복되면 그 자극 또는 암시가 강화되어 조건-반사와 같이 어떤 신경반응과 행동으로 나타나는 것으로 밝혀졌다.

낭시대학의 유명한 외과의사이자 대학교수인 베르나임은 자신의 신경통 환자를 리이보에게 의뢰하여 치료의 효과를 거두는 것을 보고 함께 최면치료소를 개설하여 20여년간 3만명의 환자를 치료하고 연구하였다. 이들은 최면치료를 통해 약

85%의 성공률을 보였으며, 최면이 환자의 순수한 주관적 경험이 나타나는 것이라고 주장하였다. 이는 내담자가 최면암시를 받아들여 주관적으로 어떤 경험이나 반응을 일으키는 것을 의미한다.

부연하자면 모든 최면암시는 자기암시라고 할 수 있으며, 내담자가 자기암시화하여 변화와 효과를 일으키는 것이다. 중요한 것은 최면치유사와 내담자간의 깊은 신뢰가 좋은 효과를 기대할 수 있게 한다는 점이다.

6. 샤르꼬

장 샤르꼬(Jean Martin Charcot, 1825-1893)는 프랑스 파리대학 출신의 신경병의사이자 교수로서 히스테리를 관념에 따른 심인성(心因性) 질환이라고 보고 최면술을 치료에 적용하는 실험을 하였다. 그는 1862년 살뻬뜨리에르(Salpetriere)병원에서 최면을 실험적으로 적용하여 히스테리로 인한 신체마비 환자를 일어서게 하였다.

샤르꼬는 이러한 것을 통해서 최면은 히스테리 현상이라는 오해를 하였고, 심인성 질환을 일으키는 부정적 관념에 반응을 일으키는 히스테리환자들에게만 최면이 나타난다고 주장하였다.

그러나 샤르꼬는 자신의 제자들과 함께 최면을 실험실에서 연구하며 최면상태가 여러 단계의 현상으로 나타난다는 것을 과학적으로 분류하는 성과를 거두었다.

샤르꼬가 최면을 과학적으로 연구하고 히스테리환자 치료에 효과를 거두자 유럽의 의사, 학자들은 프랑스 파리로 모여들었고 이는 샤르꼬의 최면치료와 연구에 큰 관심을 갖는 계기가 되었다.

7. 프로이트와 브로이어

프로이트(Sigmund Freud, 1856-1939)는 널리 알려진 바와 같이 심리학의 아버지라고 불리우는 정신분석학의 창시자이다. 프로이트는 오스트리아 비엔나에서 25세에 의과대학을 졸업하고 1885년 프랑스 파리로 건너가 그 당시 선풍적인 관심을 끌고 있던 샤르꼬로부터 히스테리환자의 최면치료에 대하여 배웠다.

샤르꼬는 히스테리증상이 신경체계의 문제가 아니라 심인성, 즉 심리문제와 정서적 문제가 본질적 원인일 수 있음을 강의와 최면시범을 통해 보여주었다. 프로이트는 비엔나에 돌아와 정신과 의사로서 개업한 후 정신과 의사이자 선배인 브로이어(Josef Breur, 1842-1925)와 히스테리환자에 대한 임상사례를 관찰하고 토론하며, 히스테리를 일으키는 무의식적 정신역동이 영향을 미침을 발견하였다.

이러한 히스테리환자를 최면치료한 임상사례의 관찰과 샤르꼬의 가르침, 브로이어와의 교류를 통해 프로이트는 초기 심리학 이론을 정립하게 된다.

그러나 프로이트는 최면유도에서 열 번에 한 번 성공할 정도로 자주 실패하는 미숙한 최면치유사였다고 한다. 그 이유는 프로이트가 수십 회에 걸친 턱 종양 치료로 발음에 곤란을 겪었고, 그로 인해 히스테리환자 치료 후 경과가 좋지 않아 재발되곤 했기 때문이다. 그는 이에 실망하여 최면을 사용하지 않게 되었다고 한다.

프로이트가 최면을 사용하지 않게 된 다른 이유는 다음과 같다. 프로이트가 최면을 통해 히스테리환자를 치료하는 장면을 살펴보면 최면상태에서 히스테리를 일으키는 억압된 심리적 동기를 진술한다. 그러나 환자가 중간에 최면에서 깨어나면서 눈을 뜨고 있게 되었는데, 눈을 뜬 상태에서도 억압된 심리적 동기를 진술하는 것을 목격하게 된다. 이를 통해 프로이트는 최면을 사용하지 않아도 되고 다만 안락의자에 환자를 뉘여서 말하게 해도 무의식이 발현된다는 오해를 하게 된다. 이로써 프로이트는 최면을 사용하지 않고 안락의자에 환자를 뉘여 놓고, 환자 스스로 억압된 무의식적 동기들을 진술하는 자유연상법을 고안하고 사용하게 된다.

이러한 프로이트의 변화에 따라 임상가들이 최면을 사용하는 것을 소극적으로 함으로써 최면이 발전하는 데 지장을 준 측면이 있다.

프로이트가 최면에 대해 오해했던 이유는 첫째, 자신이 최면 유도에 미숙하여 자주 실패했기 때문이다.

둘째, 히스테리환자는 현재에도 난치에 속하는 중증질환이어서 재발되거나 퇴행하는 경우가 많다는 점이다.

셋째, 최면상태에서 잠시 깨어나서 눈을 뜨고 있다고 최면상태가 완전히 소멸된 것이 아니라 최면상태가 일정 시간 유지된다는 점을 놓친 점이다.

넷째, 그 당시 최면치료의 기술, 심리치료 기술이 매우 단순해서 본질적인 원인을 탐색하여 해소하기 어려워 재발하거나 퇴행했던 점이다.

다섯째, 프로이트가 최면치료에 미숙하여 실패했기 때문에 자신으로서는 다른 치료수단을 고안할 필요가 있었던 점이다. 이러한 프로이트의 개인적 한계들로 인해 프로이트에 의한 심리학과 치료방법에서 최면이 배제되는 큰 실수가 발생하였다.

만약 프로이트가 최면을 지속적으로 원숙하게 사용하여 환자를 치료하고 심리학과 치료방법을 연구해왔더라면 현재의 심리학 이론체계와 치료방법은 크게 바뀌었을 것이라고 확신한다. 이러한 증거는 최근 임상가들이 많이 사용하는 심리상담 및 심리치료의 이론과 좋은 효과를 거두는 치료방법 이면에는 최면의 특성과 장점들이 활용되고 있다는 점이다

8. 꾸에의 자기암시

꾸에(Emile Coue, 1857-1923)는 원래 약제사로서 자기암시를 기초로 자기최면을 개발하는 데 크게 기여하였다. 그는 리이보와 베르나임의 낭시학파에 이어 신낭시학파를 만들어 브레이드와 함께 자기최면을 연구하고 발전시켰다. 꾸에의 매우 유명한 표준암시로 '나는 날마다 모든 면에서 점점 더 좋아지고 있다(Day by day, in every way, I am getting better and better.)'가 있다.

꾸에는 이 자기암시를 잠들기 전 20회, 잠깨기 전에 20회 반

복 암시하면 그대로 효과가 나타난다고 주장하였고, 현재에도 많은 사람들이 이 자기암시를 활용하고 있다. 꾸에는 깊은 최면상태로 유도하지 않은 수준인 각성상태에서 반복하여 암시하여도 효과가 있다는 것을 발견하였다.

실제로 그는 자신이 처방한 약을 복용하는 환자에게 자기암시를 병행하도록 하여 효과를 높이는 데 활용했는데, 이를 통해 위약효과(僞藥, placebo, 플라세보)와 같은 효과를 거두었다.

특히 꾸에는 암시의 중요성에 대해, 좋은 암시는 잘 처방된 약과 같이 좋은 결과를 거두게 한다며, 지금까지 좋지 않은 말을 무의식에 심었다면 앞으로는 좋은 말을 무의식에 심을 것을 강조했다.

이러한 주장은 무의식의 특성을 잘 설명한 것으로서 무의식은 긍정적 암시든 부정적 암시든 구분하지 못하고 무럭무럭 자라게 하는 기름진 토양과 같다고 비유할 수 있다.

9. 미국 최면의 발전

제1차 세계대전 이후에 수많은 전상자들과 민간인들의 정신적 충격(trauma, 트라우마)을 치료하는 데 최면을 활용함으로써 최면에 대한 관심이 확산되는 계기가 마련된다. 이렇게 효과가 검증된 최면은 드디어 전문적인 정신과 의사, 심리학자들에 의해 임상실험과 검증이 이루어지면서 다양한 학술논문과 최면전문서적들이 출판되었다.

최면은 유럽에서 시작되어 관심이 확대되었지만 전후에는

미국에서 각광받으며 학술연구가 이루어져 학문적 체계를 갖추게 된다. 특히 예일대학교의 학습이론과 행동이론의 대가인 헐(Clark Leonard Hull, 1884-1952)은 최면과 피암시성에 대한 연구를 진행하였다.

이러한 연구 성과는 그의 책 '최면과 피암시성(Hypnosis and Suggestibility, 1933)'으로 출판되었는데, 그는 최면을 고도의 피암시상태라고 정의하며 내담자의 특성에 따라 피암시성이 높고 낮은 차이가 있다는 것을 밝혔다.

현대 최면의학과 비지시적 최면의 대가이자 에릭소니언 최면의 창시자인 에릭슨(Milton H. Erickson, 1901-1980)은 정신과 의사이자 심리학자였다. 그는 소아마비로 인한 신체장애를 가지고 있었는데, 자기암시를 통해 신경마비와 근육마비에서 스스로 회복하게 되면서 최면에 관심을 갖게 되었다.

그는 헐의 제자로서 최면을 직접 공부하였고, 자신의 환자들을 치료하는 데 최면을 적극적으로 사용하여 큰 효과를 거두었다. 그의 최면은 전통최면의 특성인 지시적 암시와는 다르게 내담자의 내적자원을 '활용(Utilization)'하여 비지시적 암시를 통해 변화를 시도하며 성과를 거두게 된다.

스피겔(Herbert Spiegel, 1914-2009)은 정신분석의사로서 최면유도척도를 개발하였고, 최면을 통증, 공포, 중독환자에게 적용하여 성과를 거두었다. 미국에서는 정신과 의사, 심리학자들에 의해 1949년 임상 및 실험최면학회, 1957년 미국임상최면학회가 설립되어 학술활동을 시작하면서 수많은 최면 관련 학회, 최면협회, 최면학술지, 전문가 워크샵 등이 활성화되었다.

특히 1955년 영국의학회, 1958년 미국의학회, 1958년 미국

치과협회에서 최면을 유효한 치료수단으로 인정하고 받아들였다. 또한 미국심리학회 산하 심리최면학회가 개설되어 심리상담전문가 및 심리학자들의 학술활동이 활발히 이루어지고 있으며, 1961년 미국정신의학회가 최면을 받아들이면서 최면을 몇몇 정신장애를 치료하는 데 유용한 방법으로 명시적으로 권고하게 된다.

이러한 과정을 통해 미국의 주요 대학의 심리학과에서는 최면교육이 증가하게 되었고, 최면은 미국 종합병원이 신설한 통증 클리닉에서도 치료수단으로 활용되고 있으며 하버드대학에는 최면 전문 클리닉이 개설되어 환자들에게 최면치료를 제공하고 있다.

10. 국내 최면 도입과 활성화

우리나라에 최면이 도입된 것은 일제강점기이며, 일본에 본부를 둔 제국신비회 조선지부에서 최면강의록을 통해 최면을 보급했다. 이는 일본이 일찍이 최면을 서양으로부터 도입해 활용하면서 일제강점기에 최면에 관심 있는 인사들에 의해 유입된 것으로 추정된다.

1960년 초 정신과의사인 이용 씨가 '최면술입문'을, 김용락 씨가 트레이시 박사의 '최면의 신비'라는 책을 번역하여 출판하며 최면을 보급하고자 하였다. 국내에 최면이 활성화된 것은 1966년 심리학자인 류한평 박사에 의한 전문서적 출판과 전문가 양성을 위한 강의를 통해서이다.

현재는 주로 미국의 최면전문서적이 국내에 번역되어 소개되는 한편 미국에서 진행되는 최면전문가 워크샵을 통해 획득된 최면학 자료들이 국내에 활용되고 있다.

국내에서는 정신과 의사, 심리상담사, 대체의학연구자, 초월영성심리학자, 종교인들에 의해 활발히 연구가 이루어지고 있으며 전문분야의 특성에 따라 활용되고 있다. 최면은 이와 같이 신비한 마술이나 사이비종교도 아니며 어떤 도사님만이 구사하는 신통력도 아니다.

최면은 200여년에 걸쳐 의사, 약제사, 심리학자, 교육자, 신경학자들에 의해 실험, 검증, 연구를 거듭하며 발전하여 학문적 체계를 갖춰온 과학의 한 분야이다. 따라서 최면학에 관한 이론을 익히고 최면기법에 대한 임상훈련을 하면 누구나 전문분야에 적용하여 더 좋은 성과를 거둘 수 있는 촉매제로 활용할 수 있다.

제 7 장

최면이론

1. 최면

역사적으로 많은 학자들이 최면에 대하여 정의하였는데, 그 중 가장 널리 인정받고 있는 미국심리학회(APA)의 심리최면학회 정의는 다음과 같다.

"최면이란 건강전문가, 치료사 그리고 학자들이 내담자 또는 피험자의 감각, 지각, 사고 그리고 행동을 체험적으로 변화시키는 과정이다." 이 외에도 학자들에 따라 다양하게 정의하였지만 저자는 다음과 같이 최면을 재정의하였다. "최면(催眠, hypnosis)이란 일정한 언어암시 또는 비언어 암시에 의해 인간 심리내면의 무의식 정보를 의식화하여 자각하고 변화할 수 있도록 돕는 심리기법이다."

무의식과 의식을 다른 표현으로 잠재의식과 표면의식으로 명명함에 따라 다른 표현으로 정의내릴 수 있다. 즉, 최면은 일정한 언어암시 또는 비언어 암시에 의해 인간의 심리내면에 잠재된 잠재의식의 정보를 표면의식화하여 자각하고 변화할 수 있도록 돕는 심리기법으로 정의할 수 있다.

최면에 의해 무의식의 의식화 또는 잠재의식의 표면의식화가 되면, 무의식 또는 잠재의식에 저장된 긍정적 정보와 부정적 정보를 가장 효과적으로 처리할 수 있다. 내담자의 정보가 저장된 무의식 또는 잠재의식을 컴퓨터의 저장장치라고 하면 저장된 정보를 목적에 맞게 효과적으로 처리하는 다양한 소프트웨어를 최면기법으로 비유할 수 있다.

최면학은 최면기법으로 유도된 최면상태인 무의식의 의식화 현상 또는 잠재의식의 표면의식화 현상의 특징인 무의식 또는 잠재의식에 저장된 긍정적 또는 부정적 정보를 탐색하여 내담자가 호소하는 고통과 지장을 해소하기 위해 개발된 독특한 학문이다.

또한 최면은 내담자의 고통과 지장을 해소할 뿐 아니라 의학, 심리학, 교육학, 성공학, 상담학, 대체의학 등의 영역에서 활용될 때 더 좋은 성과를 거둘 수 있는 특징을 가지고 있다.

2. 최면상태

최면상태(催眠狀態, Hypnotic state)란 최면기법을 통해 유도되어 암시가 잘 수용될 수 있는 무의식 또는 잠재의식이 드러난 상태를 의미한다.

이때 의식과 무의식의 비율은 의식 활동이 10% 미만이며 무의식 활동이 90% 이상 활성화되는, 수면과 유사한 상태이지만 수면과는 달리 의사소통이 가능한 독특한 상태로 변화된다. 이러한 변화로 인해 최면상태에서의 뇌파는 명상상태에서 나타나는 알파파와 수면상태에서 나타나는 세타파의 사이에서 움직이는 것이 확인되었다.

최면상태에서는 최면암시를 무비판적으로 받아들이는 피암시성이 극단적으로 고조되는 특징을 보이는데, 이는 최면치유사와 내담자 간에 의사소통의 통로가 단일한 창으로 좁혀져 고도로 집중된 상태라는 것을 의미한다.

예를 들면, 의식이 깨어있는 상태에서 의사소통하는 통로가 열 개의 창이라면 최면상태에서는 단일한 창으로 좁혀지는 집중상태가 되는 특성 때문에 최면을 내면에 집중시키는 기술이라고 설명하기도 한다.

또 다른 최면상태에 대한 견해는 서로 대립되는 관점이지만 최면상태의 특성을 다양하게 해석한다는 점에서 의미가 있다.

먼저, 최면상태에서는 의식과 무의식이 해리(解離, dissociative)된다는 주장이다. 이는 최면상태에서 의식활동이 유지되기는 하지만 깨어있을 때와는 다른 분리된 느낌(遊離感)을 느끼기 때문이다. 최면을 경험해본 사람이라면 자신의 의식이 현실적 감각과 분리되어 대화하는 느낌을 갖게 된다는 것을 알 것이다.

두 번째는 의식과 무의식이 협착(狹窄, stricture)된다는 견해이다. 이는 의식활동이 줄어들고 무의식활동이 증가되는 것을 의미하는데, 깨어있을 때와 같은 의식활동이 줄어들어 무의식 활동에 협착된 상태를 상징적으로 표현한 것이다.

마지막으로 최면상태는 변형된 의식상태(變形意識狀態, altered states of consciousness)라고 심리학에서는 말한다. 이는 평소의 깨어있는 의식활동이 변형됨으로써 나타난, 평소와는 다른 의식상태라는 의미이다. 어떤 해석에서든 최면상태의 특징을 의식활동이 줄어들고 무의식 활동이 확장되는 것으로 보고 있다는 것이 공통점이다.

최면상태에서는 심신 양면의 변화가 나타난다. 이때 내담자는 온 몸의 근육이 이완되며 마음도 평화롭고 자유로워지는 것을 경험한다. 이러한 심신의 깊은 이완은 뇌파를 알파파 수준으로 떨어뜨리는데, 뇌파가 알파파 수준으로 떨어지면 뇌에서 쾌감호르몬인 베타엔도르핀이 분비되어 기분이 좋아지는 동시에 면역력이 급증하는 반응을 나타내게 된다.

따라서 최면상태를 자주 경험하는 것만으로도 면역력, 자연치유력이 증가하여 심신건강에 긍정적 효과를 거둘 수 있다. 특히 심한 스트레스로 인한 뇌신경의 긴장, 심신의 긴장이 습관화된 경우에 최면상태의 반복 경험은 긴장과 불안을 이완시키는 경험을 통해 심신양면의 안정감 회복에 도움이 된다.

최면상태에서는 깊은 심신이완감, 머릿속이 텅 빈 느낌, 잠을 깊이 자는 느낌, 깊은 휴식의 느낌, 평화, 자유의 느낌, 시간이 멈춘 느낌, 해방감, 근심이나 걱정이 없는 느낌 등, 심신양면에 긍정적 반응들이 나타난다.

특히 정신적 변화는 매우 긍정적인데, 최면상태에서는 장기간 명상, 참선수행, 기도를 할 때 얻어지는 깊은 통찰력이 발현된다는 점이다.

내담자는 최면상태에서 자신의 과거 경험이나 기억을 잘 떠올리며 깊은 통찰력을 발휘해 재해석하고 긍정적 방향으로 정리하는 좋은 시간을 갖게 된다.

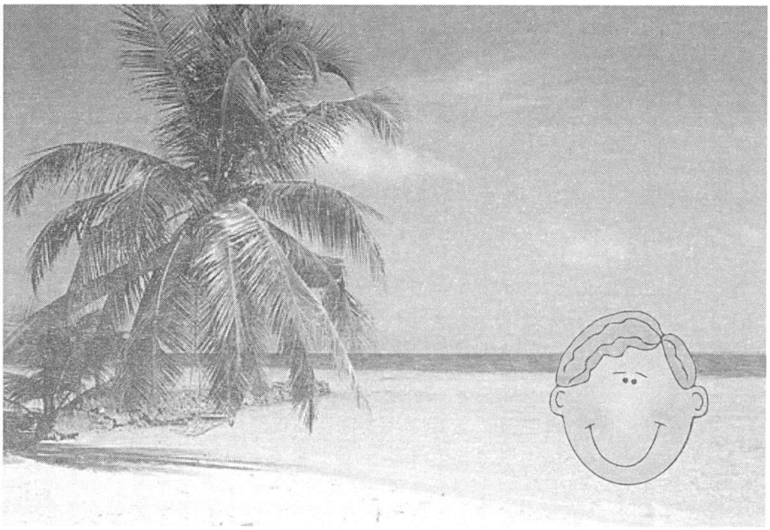

[그림 22] 최면상태

3. 최면감수성

최면감수성(催眠感受性, hypnotic susceptibility)이란 최면암시에 잘 반응하는 내담자의 민감성(敏感性)을 말한다. 만약 내담자의 최면감수성이 매우 민감하다면 최면치유사가 부여하는 최면암시에 따라 심신양면에 뚜렷한 경험이나 반응이 나타난다.

최면감수성은 대부분의 사람들이 가지고 있는 특성으로 최면을 반복해서 받게 되면 더 높아지게 된다. 이러한 특성으로 인해 최면감수성은 반복하고 지속함에 따라 감수성이 학습되고 훈련되어 더 강화되고 증가하는 것을 알 수 있다.

최면감수성은 남성보다 여성이 높고, 의사소통이 충분하지 않은 아동보다 청소년이 높다. 또한 지능이 높은 사람, 감성적인 사람, 집중을 잘하는 사람, 상상력이 좋은 사람들은 최면감수성이 높다. 최면감수성과 함께 최면에서 중요한 요소가 피암시성(被暗示性, suggestibility)이다. 피암시성은 내담자가 최면치유사의 최면암시를 잘 받아들이는 특성을 말하며, 피암시성이 높을수록 최면에 잘 걸리게 된다.

피암시성과 최면감수성은 상호작용하며 최면유도를 촉진하고 좋은 효과를 거두게 한다. 따라서 최면감수성은 최면암시를 잘 받아들이는 피암시성이 높아짐에 따라 더 민감해진다. 또한 최면감수성이 민감한 내담자는 피암시성이 높아져 최면에 대한 반응이 증가하는 상호작용을 한다.

피암시성은 상식수준의 지식을 가지고 의사소통이 가능한 일반인의 75~95%가 가지고 있다. 그러나 의심이 많은 사람, 불안과 긴장이 높은 사람, 과거에 심한 충격을 받은 사람, 스트레스가 심해서 몹시 긴장되어 있는 사람들은 피암시성이 낮게 나타난다. 피암시성이 낮을 때는 점진적으로 심신이완을 훈련해가며 최면의 깊이를 더해가는 것이 좋다.

최면감수성과 피암시성보다 더 중요한 요소가 있는데, 그것은 최면치유사와 내담자 간의 깊은 신뢰관계(rapport)의 형성이다. 왜냐하면 최면은 기본적으로 내담자가 눈을 감고 시작하고 마치게 된다. 따라서 내담자의 입장에서는 최면치유사를 충분히 신뢰하지 못한다면 심신양면에 긴장과 불안이 작용하여 최면유도에 장애가 발생할 수 있다.

일반 심리상담에서도 내담자와 상담자 간에 깊은 신뢰관계 형성이 물론 중요하나, 최면치유사와 내담자 간의 신뢰관계는 특히 중요한 요소이다. 따라서 최면은 최면치유사의 암시를 안심하고 받아들일 수 있는 깊은 신뢰관계를 토대로 피암시성과 최면감수성이 높아짐에 따라 더 좋은 반응과 효과를 거둘 수 있게 된다.

이렇듯 최면은 최면치유사의 최면유도능력도 중요하지만 신뢰관계, 피암시성, 최면감수성 등이 매우 중요한 요소이다. 따라서 최면은 거는 것이 아니라 내담자가 최면에 걸려주는 것이라는 말이 있고, 모든 최면은 자기최면이라고 하기도 한다.

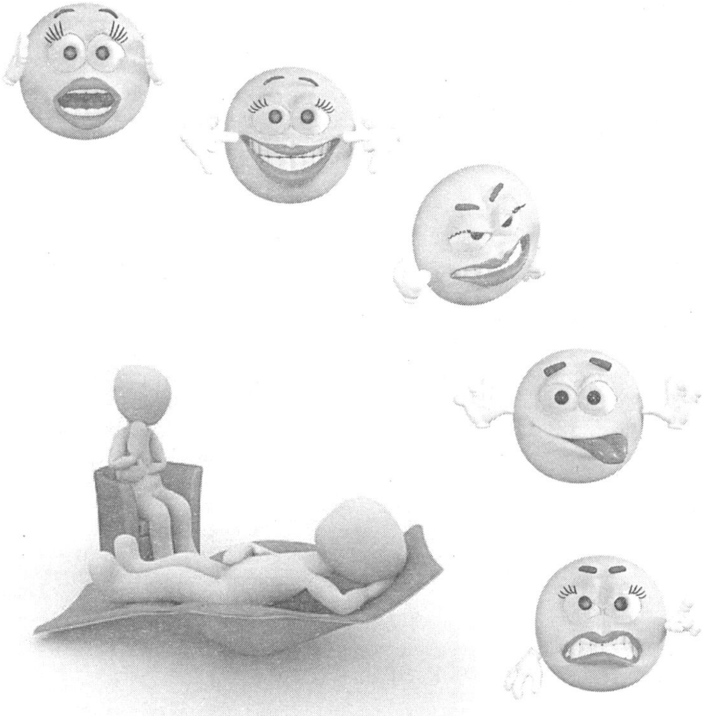

[그림 23] 최면감수성

4. 최면에 대한 왜곡된 인식

최면은 실제 질병치료나 심리상담에서, 스포츠 선수들의 경기력향상을 위한 훈련 등에서 다양하게 활용되고 있고, 그 효과를 입증하고 있다. 그리고 사람들은 무의식적으로 또는 적극적으로 자기암시를 통해 자신의 삶을 향상시키는 데 자기최면을 활용하고 있다. 그럼에도 최면이라는 용어에 대해서는 일종의 거부감과 두려움을 가지고 있다. 최면에 대한 왜곡된 인식으로는 다음과 같은 것들을 들 수 있다.

첫째, 최면에 걸리면 의식을 잃어서 아무것도 기억할 수 없는 무의식 상태가 된다는 오해가 있다. 간혹 텔레비전 프로그램을 보면 최면을 거는 장면에서 내담자가 고개를 떨구고 의식을 잃은 사람의 모습으로 나오는데 이는 보는 사람들에게 오해를 불러일으킬만한 충분한 소지가 있다.

앞서 설명한 바와 같이 최면상태에서는 의식활동이 줄어들 뿐이지 의식이 없는 상태가 되는 것이 아니다. 만약에 내담자가 의식을 잃고 있다면 어떤 의사소통도 불가능할 것이다. 그러나 내담자는 여전히 의식활동이 유지되어 최면치유사와 의사소통을 하며 협력하여 문제를 찾고 해결하고 있다. 한편, 최면에 걸리면 의식을 잃는 것이 아닌가 하는 오해는 최면경험 후 의식활동이 정상적이었다는 것을 들어 최면에 안 걸린 것이라는 또 다른 오해를 하게 되는 이유가 된다.

둘째, 최면에 걸리면 아무것도 기억할 수 없다는 오해가 있다. 전혀 그렇지 않다. 최면상태에서도 정상적인 의식활동이 유지되어 모든 최면과정을 생생히 기억하게 된다. 이 오해도 첫 번째 오해인 의식을 잃는 것 아닌가라는 오해의 연장선상에서 발생한다.

셋째, 최면에 걸리면 모든 비밀을 털어놓게 된다는 오해가 있다. 절대 그렇지 않다. 최면에 걸려도 자신을 방어하는 자아방어기제가 정상적으로 작동하고 있고, 의식활동에 의해 할 말과 안 할 말을 여전히 선별해낸다.

셋째, 최면에 걸리면 진실만을 말하게 된다는 오해가 있다. 전혀 그렇지 않다. 최면에 걸려도 자신에게 불리하면 얼마든지 거짓말을 하게 된다. 이런 오해 때문에 일반인들은 범죄수사에서 범인에게 최면을 걸어 지은 죄를 밝힐 수 있지 않을까라는 오해를 한다. 범죄수사는 목격자에게 최면을 걸어 범죄현장, 범인 인상착의, 범죄에 이용된 차량번호 등, 당시에는 충격적이어서 기억하지 못하는 단서가 될 만한 기억을 회상하는 데 활용된다. 범인에게 최면을 걸어 '네 죄를 낱낱이 말하라고 한다.'면 어떻게 될까? 범인은 100% 거짓말하게 된다.

넷째, 최면에 걸리면 시키는 대로 한다는 오해가 있다. 전혀 아니다. 간혹 텔레비전 예능 쇼에서 보여주는 무대최면이 이러한 오해를 하게 만든다. 물론 최면을 활용한 공연은 미국 라스베이거스 같은 유흥과 관광을 주업으로 하는 곳에서는 매우 흔한 일이다. 중요한 것은 최면은 내담자가 최면을 받아들이겠다는 동의가 있을 때 가능한 것이라는 점이다. 내담자 또는 무대에 오른 자원자들은 이미 최면을 받아들여 반응을 일으키려는 동의를 한 사람들이다. 다시 한 번 강조하자면 모든 최면은 자기최면이라는 점이다.

다섯째, 최면에 걸려서 깨어나지 못할 수도 있다는 오해가 있다. 이 또한 전혀 아니다. 이는 첫 번째 오해인 의식을 잃는다는 오해에서 비롯된 것이다. 최면에 걸린 상태에서도 불편하거나 긴장감 불안감 등이 고조되어 힘들 때엔 언제든지 깨어날 수 있다. 또한 최면상태에서는 항상 최면치유사와 내담자가 의사소통을 유지하고 있기 때문에 언제든지 깨어나고 싶다고 요청할 수 있어서 최면치유사가 즉시 도움을 줄 수 있는 환경에 있다.

최면을 받아본 사람들은 최면상태의 평화로운 느낌, 자유로운 느낌, 깊은 이완감 등이 심신양면에 좋은 경험을 주기 때문에 1시간 동안 최면을 받았어도 약 10~20분 정도 시간이 흐른 것으로 인식한다.

어떤 이유에서든 최면을 받아보지 않은 일반인들에게 이런 오해가 있다는 점을 최면치유사는 인정하고 최면을 유도하기 전에 어떤 오해가 있는지 살펴서 충분히 이해할 수 있도록 도와야 한다. 내담자의 오해를 풀어주지 않고 불안한 상태에서 최면을 유도하면 긴장감과 불안감 때문에 최면유도가 원활하게 이루어지지 않는다.

5. 최면의 적용

세계보건기구(WHO)의 헌장에는 “건강이란 질병이 없거나 허약하지 않은 것만을 말하는 것이 아니라 신체적 · 정신적 · 사회적. 영적으로 완전히 안녕한 상태에 놓여 있는 것”이라고 정의하고 있다. 또한 사람은 인종 · 종교 · 정치 · 경제 · 사회의 상태 여하를 불문하고 고도의 건강을 누릴 권리가 있다는 것을 명시하고 있다.

최면은 인간의 의식과 무의식, 표면의식과 잠재의식 및 잠재능력을 활성화하여 인간의 신체적, 정신적, 사회적, 영적 건강을 회복하고 증진할 수 있는 가장 효과적인 방법이다. 또한 최면은 개인의 심리적 고통이나 삶에 지장을 주는 요소를 찾고 해결할 뿐 아니라 잠재능력을 활성화할 수 있는 유용한 방법이다.

최면은 오랜 역사 속에서 정신과 의사, 심리치료사들에 의해 실험적 연구와 임상실제에 적용하여 성과를 거두어온 검증된 정신의학, 심리상담 및 심리치료 영역의 유용한 치료방법이다. 또한 학생들의 학습장애를 해소하여 학습효율을 높이고, 집중력, 암기력, 이해력을 증진하여 성적향상에 기여하고 있다.

최면은 사람들의 건강관리방법으로서도 좋은 성과를 거두는데, 깊은 신체이완과 심리적 안정감 증진은 면역력과 자연치유력 증진에 기여하는 것으로 알려져 있다. 이외에도 최면을 적용한 다이어트, 선수기록향상, 범죄수사, 잠재능력개발, 조직관리, 광고, 성공학, 리더십, 깊은 기도와 명상법, 아이디어 창출 등 각 분야에서 목표 달성을 위한 효과적인 촉매제로서의 기능을 발휘하고 있다. 따라서 각 분야의 전문가들은 '최면'이라는 이름을 직접 사용하지는 않지만 최면의 원리를 활용하여 좋은 성과를 거두고 있는 것이다.

6. 최면의 종류

최면은 자기최면과 타인최면으로 크게 구분된다. 자기최면은 스스로 자기암시에 의해 최면상태로 들어가 유용한 목표암시를 부여함으로써 개인의 심신건강을 증진하고 관리하는 데 유용하다. 또한 개인의 잠재능력을 활성화하여 지적 성취도를 높이거나 업무의 성과를 높이는 데 효과적이다.

자기최면으로 유도된 최면상태는 깊은 심신이완과 함께 매우 평화롭고 자유로운 마음을 경험하는 기회가 되는데, 이는 오랜 명상수행자들이 경험하는 명상상태와 유사한 경험이다.

타인최면은 최면치유사가 최면유도법을 적용하여 내담자에게 최면을 거는 것을 말한다. 타인최면은 전통적으로 내담자를 최면상태로 유도한 후 처방된 목표암시를 부여하고 강화하는 방식이었다.

그러나 최면학과 심리학의 발달에 따라 전통최면의 방식은 점차 변화하였다. 현대의 타인최면은 내담자를 최면상태로 유도한 후 무의식 및 잠재의식에 저장된 부정적 정보를 해소하거나 긍정적 정보를 더욱 강화하는 방식을 적용하고 있다.

특히 타인최면은 전통최면에서 단순하게 적용하던 방식에서 벗어나 다양하게 개발된 심리치료기술을 적용하여 더 좋은 성과를 거두고 있다. 독일의 슐츠박사가 개발한 자율훈련(AT)은 최면원리를 이용하여 깊은 심신이완을 촉진하기 때문에 자기최면과 타인최면의 최면유도법으로 활용하기에 적합하다.

이 밖에 전생을 보는 최면으로 유명해진 전생퇴행기법(past life regression), 개인의 성장과정의 경험을 탐색하고 변화를 시도하는 연령퇴행기법(age regression), 미래의 성공목표, 비젼을 세우고 강화하는 미래진행기법(future life progression) 등은 최면의 목적에 따라 발전된 최면기법이다.

최면 영치유법 또한 최면을 통해 빙의, 무병, 신병을 치유할 목적으로 개발된 기법이다. 이렇듯 최면은 전통과 현대를 막론하고 각 분야의 필요에 따라 최면의 원리, 최면의 속성이 활용됨으로써 해당 분야의 효과를 높이는 데 기여하며 계속 변화, 발전하고 있다.

제8장

최면 예비단계

1. 최면치유사의 준비

최면은 내담자와 치유사간에 신뢰관계(rapport)의 토대가 형성되었을 때 그 성과를 기대할 수 있다. 최면치유사는 최면이론과 최면기법에 대한 정확한 학습과 임상훈련을 통해 자신감 있는 마음의 준비와 태도를 갖출 필요가 있다. 또한 내담자가 최면치유사를 깊이 신뢰할 수 있도록 옷차림, 태도, 말투, 표정 등 언어와 비언어의 모든 면에 주의를 기울여야 한다.

왜냐하면 내담자는 심리적 고통과 장애로 긴장과 불안이 고조되어 매우 예민한 상태로 낯선 장소에 최면치유사를 만나러 방문하기 때문이다.

내담자 입장에서 상담실의 분위기와 치유사의 태도는 첫인상을 형성하기 때문에 편안하고 안정감이 느껴지면서도 '믿고 기대할 만하다.'는 인상을 줄 수 있어야 한다.

특히, 최면은 암시로 시작해 암시로 끝난다는 말처럼 상담실과 치유사의 분위기가 비언어적 암시를 주게 된다. 또한 최면치유사의 말 한마디 한마디는 이미 권위가 있는 중요한 의미로 해석되는 권위암시의 성격으로 전달되기 때문에 매우 신중하게 의사소통해야 한다. 내담자는 매우 힘들고 예민한 상태여서 최면치유사의 언어와 비언어적 메시지에 민감하게 반응하고 영향 받는다. 이런 측면에서 최면치유사는 내담자가 언제든지 내방하여도 안정감 있고 신뢰할 수 있는 분위기와 품위를 유지하는 철저한 자기관리가 필요하다.

2. 최면실 환경

최면실은 일반적인 상담실 또는 접견실과는 다르게 꾸며져야 한다. 최면실을 잘 꾸며야 되는 이유는 최면실이라는 공간자체가 비언어적 암시로 작용하기 때문이다.

최면실이라고 명명된 장소는 내담자에게는 최면을 받는 곳, 어떤 변화가 발생하여 자신의 어려운 점이 해소될 수 있는 곳이라는 희망과 가능성을 갖게 되는 비언어적 암시가 작용한다.

최면실은 주위의 소음으로부터 차단될 수 있도록 방음 및 차음이 되어야 하고, 실내가 항상 쾌적한 느낌을 줄 수 있도록 냉난방이 조절될 수 있어야 한다. 만약 소음이 발생하거나 추위나 더위에 영향을 받게 되면 내담자는 집중할 수 없어 최면에 유도되지 못할 수 있다.

최면실의 창문은 커튼으로 가려 차광을 하고 위쪽에서 내리쪼이는 조명은 피해야 한다. 최면실의 조명은 벽등과 같은 간접조명을 사용하여 조도를 조절할 수 있어야 한다. 또한 최면실에는 사무집기가 없이 매우 단순한 환경을 갖추는 것이 좋다. 너무 잡다한 사무집기가 있을 때는 내담자가 집중하는 데 방해가 된다.

마지막으로 내담자가 최면을 받을 때 앉거나 누울 수 있는 최면용 개인소파 또는 안락의자가 필요하다. 가능하면 3단식 안락의자가 좋고, 등받이의 각도가 조절될 수 있는 것이 좋다. 최면용 의자의 등받이 각도는 내담자가 편안함과 안정감을 느낄 수 있도록 협의해서 정하는 것이 좋다. 최면치유사가 일방적으로 뒤로 깊이 뉘일 때 불편해하거나 긴장하는 경우도 있고, 여자 내담자는 불안감이 발생하여 최면유도에 방해가 될 수 있다.

최면유도과정 또는 최면상태에서 심리상담을 할 때는 개인에 따라서는 체온이 내려가는 경우도 있고, 여성 내담자인 경우 신체가 노출되는 것에 긴장감을 가질 수 있기에 얇은 무릎담요와 같은 것을 준비하는 것도 필요하다.

3. 최면치유사의 마음가짐

최면은 언어암시를 통해 이루어진다. 최면치유사의 음성(음파)은 내담자의 청각신경을 자극하여 뇌파에 영향을 미치기 때문에 언어암시에는 최면치유사의 심리상태가 반영될 수밖에 없다. 따라서 최면치유사는 늘 기도나 명상을 통해 마음의 안정을 유지하고 관리할 필요가 있다.

만약 최면치유사의 심리상태가 좋지 않거나 건강에 이상이 있다면 최면유도를 하지 않는 것이 좋다. 왜냐하면 의사소통에서 상대방에 전달되는 메시지 또는 의미는 언어요소로서 말로 표현된 내용이 7%, 청각요소로서 목소리의 음성이 38%, 시각요소로서 표정과 몸짓이 주는 느낌이 55%를 차지한다. 이는 언어메시지가 겨우 7%이고 비언어메시지가 음성과 느낌을 합하여 총 93%이기 때문에 최면치유사의 심리상태와 신체상태가 모두 전달될 수 있음을 의미한다.

결과적으로 최면치유사의 마음가짐이 어떤 상태이냐에 따라 최면이 잘 유도될 수도 있고 실패할 수도 있다. 특히 최면임상 경력이 많다고 해서 방심하는 것은 오히려 최면유도에 큰 방해가 될 뿐이므로 최면치유사는 경력과 상관없이 항상 주의를 집중하여 최선을 다하는 마음가짐이 필요하다.

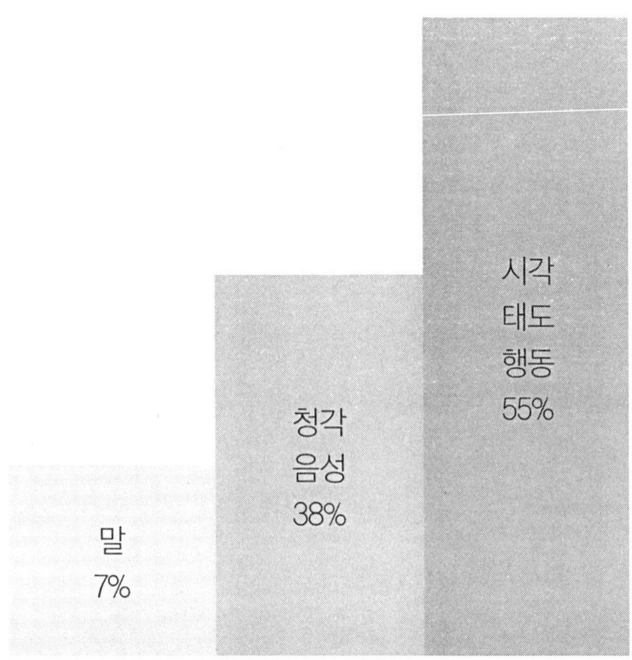

[그림 24] 메라비언 법칙

4. 내담자의 최면 받는 자세

내담자가 최면을 받는 자세는 심신이완에 직접 영향을 주기 때문에 가장 좋은 조건을 갖추어야 한다. 최면 받는 내담자에게 가장 좋은 환경은 안락의자에 깊숙이 누워서 심신양면에 휴식하는 느낌을 받을 수 있는 환경이다. 만약 최면의자가 불편하다면 내담자는 긴장되고 불안해서 최면치유사의 최면암시에 반응하기보다는 불편감에 주의가 집중될 수 있다.

최면을 받으러온 내담자가 오직 최면유도에 집중할 수 있도록 안락한 환경을 갖추는 것은 매우 중요한 요소이다. 최면용 의자, 침대, 카우치의 각도가 지나치게 뒤로 눕는 자세가 될 때는 오히려 내담자가 불편하고 불안할 수도 있다. 최면치유사는 내담자와 협의해서 최면의자의 각도를 안정감 있는 위치로 조정하도록 배려해야 한다.

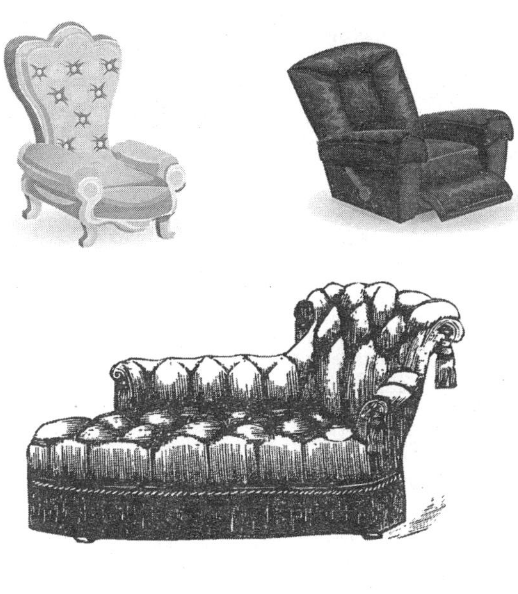

[그림 25] 최면 의자

5. 최면치유사의 최면유도 위치

최면을 유도하는 위치는 최면유도기법에 따라 다를 수 있다. 최면유도기법이 다소 차이가 있다고 해도 공통적으로 내담자의 정면 또는 측면에서 최면을 유도하게 된다.

가장 중요한 점은 최면유도는 언어암시를 주로 사용하기 때문에 내담자가 언어암시를 잘 들을 수 있는 위치와 거리를 확보하는 점이다. 왜냐하면 최면치유사와 내담자의 거리가 너무 멀다면 무슨 말을 하는지 알아들을 수 없어서 최면유도에 방해가 되고, 너무 가까운 것도 내담자가 부담스럽거나 긴장할 수 있기 때문이다.

특히 여성 내담자인 경우에는 눈을 감고 최면을 받는 동안 자신이 안전하게 보호되고 있다는 믿음을 가질 수 있도록 충분히 배려해야 한다. 내담자의 성별과 상관없이 여름철에 신체노출이 많거나 겨울철에 보온이 필요할 때에는 내담자가 덮을 수 있는 가벼운 무릎담요를 제공하는 것이 좋다.

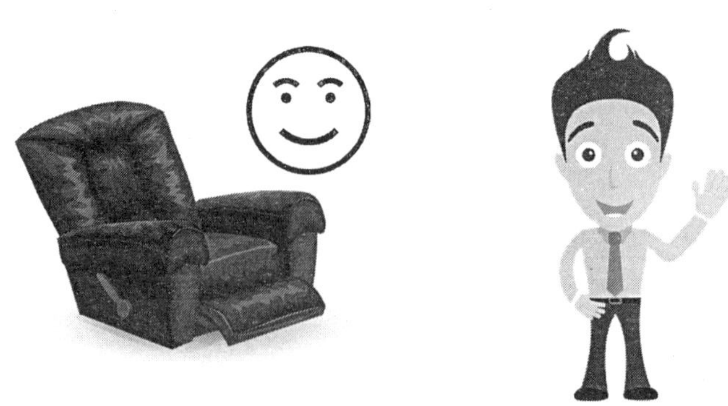

[그림 26] 최면치유사의 위치

6. 내담자의 긴장과 불안

내담자가 최면심리상담 또는 일반적인 심리상담을 받기 위해 내방할 때는 기본적인 긴장감과 불안감이 있을 수 있다. 물론 내담자가 자신의 문제를 해결하기 위한 기대감을 가지고 내방하는 점도 있지만 낯선 장소, 낯선 최면치유사, 낯선 치유방식은 적응과정이 필요하다. 최면치유사는 이러한 점을 주의 깊게 관찰하여 내담자가 편안하게 적응할 수 있도록 배려해야 하며, 그럼으로써 내담자는 점차 안정감과 친밀감 그리고 신뢰감을 갖게 된다.

또한 최면에 대해 오해함으로써 발생하는 긴장과 불안이 있을 수 있다.

먼저, 최면을 받으면 '의식을 잃거나 깨어나지 못하면 어찌나'와 같은 왜곡된 인식으로 인한 불안이다. 다른 하나는 최면에 대한 지나친 기대감이다. 최면에 대한 지나친 기대감은 최면을 거의 마술 또는 기적을 일으키는 신통력으로 왜곡되게 인식하게 함으로써 긴장과 불안을 불러일으킨다.

두 가지 경우 모두 몸도 마음도 긴장되게 할 수 있기에 최면유도 전에 사전면접을 통해 내담자가 내방한 목적과 최면에 대해 어떤 인식을 가지고 있는지 세심하게 살펴서 오해를 풀어 최면유도에 방해되는 요소를 해소할 필요가 있다.

이 외에도 최면에 관련된 영화, 소설, 드라마, 텔레비전 쇼를 보고 최면에 대한 왜곡된 인식을 가진 경우도 있기 때문에 사전면접을 통해 오해를 해소하는 것이 매우 중요하다.

내담자의 긴장과 불안은 내담자가 가지고 있는 문제의 심각성에 따라 단기간에 해소되지 않는 경우가 있다. 따라서 최면치유사 또는 심리상담사는 내담자의 문제를 점진적으로 해소하려는 회기목표를 세워서 합리적으로 진행할 필요가 있다.

내담자들 중에는 이런 저런 치료를 시도하다 변화가 없어서 최후에 최면이라도 받아보자고 내방하는 경우가 있기에 매우 주의 깊게 살펴서 높은 기대로 인한 실망이 발생하지 않도록 예방하는 것이 좋다.

7. 내담자의 최면 저항

내담자를 최면에 유도하는 과정에서 최면에 저항하는 반응이 발생하기도 한다.

앞서 설명한 바와 같이 최면에 대한 왜곡된 인식이 원인이 되어 내담자가 최면 유도에 저항하는 일이 생기기도 하는데, 더 중요한 것은 최면치유사와 내담자간에 신뢰관계가 충분히 형성되지 않아서 저항이 생기는 경우이다.

최면에 저항하는 반응은 다양하게 나타나는데 다음과 같은 신체반응이 있다. 눈을 껌벅껌벅하며 자꾸 떴다 감았다한다. 최면 유도가 시작되면 목에서 얼굴이 빨갛게 홍조가 생긴다. 호흡이 거칠어지며 두려워한다. 손을 자꾸 만지작거리며 움직인다. 가만히 앉아있지 못하고 움직인다. 최면 유도 중에 눈을 뜬다. 머리가 아프다고 한다. 가슴이 답답하다고 한다. 배가 아프다고 한다.

이처럼 최면 유도에 저항이 발생할 때는 최면유도를 중단하고 잠식 휴식하도록 허용하면서 어떤 점이 긴장되거나 불안한지 질문하여 충분히 풀어주어야 한다.

간혹 내담자 중에는 누군가에게 지배되는 것에 대해 방어적 태도를 가지고 있는 것이 최면유도를 방해하기도 한다. 최면에 대한 어떤 저항이든 실망하지 말고 친절하게 상담하면서 오해와 긴장을 풀고 안정감과 신뢰감을 회복하여 최면 유도를 진행해야 한다.

어떤 최면치유사는 내담자의 저항을 오해하여 내담자가 자신을 불신하거나 무시한다는 느낌을 받아 불쾌해하는 사례도 있다. 이는 최면치유사의 자아존중감이 낮아서 발생하는 문제로 개인심리상담 또는 최면심리상담을 통해 치유사의 자기문제를 해소하는 것이 필요하다. 또 다른 저항은 내담자에게 적용한 최면유도기법이 적합하지 않아서 발생하기도 한다. 따라서 최면유도기법이 저항을 일으킨다면 다른 기법으로 바꾸어 적용하는 순발력도 필요하다.

실례를 들면, 저자가 60대의 남성 내담자를 빛 명상기법으로 최면을 유도하는 과정에서 빛이 내담자의 가슴을 비춘다고 암시하자 갑자기 숨을 헐떡이며 격한 신체반응을 보였다. 급히 깨워서 휴식하게 한 후 무엇 때문인지 묻자 내담자가 젊었을 때 사우디아라비아 건설현장에 식당 조리사로 근무했던 경험을 이야기 했다. 그는 사막의 높은 기온에 더하여 조리실의 높은 실내온도 속에서 노무자들의 식사를 준비했던 것이다.

이러한 내담자의 경험을 고려하여 즉시 다른 최면유도기법을 적용하여 안전하게 최면을 유도하였던 사례가 있다. 최면은 이렇게 암시에 의해 과거에 문제가 됐던 경험이 현재에 표출되도록 촉진하여 좋은 변화의 기회를 갖게 한다.

8. 내담자 면접과 친밀감 형성

처음 내방한 내담자는 일상적이지 않은 낯선 환경, 낯선 상담자, 낯선 방문 목적 등으로 매우 어색하고 긴장된 심리상태를 나타낼 수 있다. 이 때, 상담자의 친절한 배려와 노력은 내담자의 심신의 긴장과 불안을 해소하여 안정감을 회복할 수 있게 한다. 매우 귀한 손님을 맞이하는 마음과 태도로 면접에 임한다면 빠른 시간 내에 편안한 마음으로 의사소통할 수 있게 된다. 이와 같이 최면유도 전에 충분한 대화를 통하여 최면에 대한 불안이나 저항 등을 세심하게 살펴서 해소하는 과정은 최면치유사와 내담자 사이의 신뢰관계 형성에 매우 중요한 기회를 제공한다.

신뢰관계 형성의 정도에 따라 내담자가 자신의 마음을 최면치유사에게 얼마나 개방하느냐가 결정된다. 따라서 최면치유사는 내담자가 보이는 언어적 반응과 비언어적 반응을 세심히 살펴서 적절히 반응하며 배려하는 감각적 민감성이 필요하다.

내담자와 최면치유사간의 신뢰관계가 얼마나 잘 형성되느냐는 최면치유든 일반 심리상담이든 매우 중요한 요소여서 항상 친절하고 정성을 다해야 한다. 왜냐하면 첫 면접과 첫 인상 그리고 매 회기마다 내담자를 대하는 최면치유사의 태도가 내담자의 문제 해결에 매우 큰 영향을 주기 때문이다.

그 다음으로 최면치유사는 내담자를 면접하면서 내담자가 주로 호소하는 문제가 무엇인지 살펴서 목표를 세우고 그 목표가 잘 달성될 수 있도록 긍정적인 동기부여를 해야 한다. 긍정적 동기부여는 치유 목표를 달성하는 데 가능성과 희망을 갖게 함으로써 최면치유 과정에 적극적인 협력을 이끌어낼 수 있게 한다.

그러나 매우 주의할 점은 "최면으로 하면 뭐든지 다 됩니다"와 같은 만용을 부려서는 안 된다는 점이다. 항상 면접 결과에 따라 합리적인 목표를 설정하고, 점진적으로 달성할 계획을 세우는 수준에서 동기부여가 이루어질 때 내담자도 안심하게 된다.

반대로 내담자가 최면에 대한 지나친 기대를 가지고 마법이나 기적이 일어날 것처럼 말한다면 최면치유사는 친절하고도 합리적인 설명을 통해 올바르게 이해할 수 있도록 도와야 한다.

9. 심신이완과 호흡법

최면유도를 시작할 때 제일 먼저 시도하는 단계가 신체를 이완하는 것이다. 먼저, 내담자에게 지시를 하면서 몸이 긴장된 곳이 없는지 살피면서 신체의 각 관절과 근육을 가볍게 풀 수 있도록 한다. 선 자세로 가볍게 풀어도 되고 안락의자에 누워서 신체를 움직이며 풀어도 좋다. 이렇게 신체의 긴장감을 풀어 기초적인 이완을 한 후에는 복식호흡을 유도하여 심신이완이 되도록 이끈다.

복식호흡은 배꼽을 중심으로 숨을 깊이 들이마시고 천천히 내쉬는 방식으로 진행한다. 이때 숨을 지나치게 많이 들이마셔서 복부의 압력이 높아지는 것은 오히려 심신을 긴장시키기 때문에 적당량을 천천히 들이마시고 천천히 내쉬는 것이 좋다.

다음에 중요한 것은 정신적으로나 신체적으로 긴장이 없도록 될 수 있는 대로 이완된 상태를 만드는 것이다. 호흡법을 유도할 때 주의할 점은 내담자가 숨을 들이마시고 내쉬는 것을 보면서 '숨을 천천히 들이마시고 천천히 내쉽니다.'와 같이 유도해야 한다.

내담자가 진행하는 호흡과 상관없이 호흡법을 유도하면 내담자를 살피지 않고 있다는 점을 내담자가 지각하여 신뢰를 잃을 수 있다. 최면치유사는 내담자를 고도로 발달된 감각적 민감성을 가지고 관찰하며 친절하게 이끌어갈 수 있는 훈련이 필요하다.

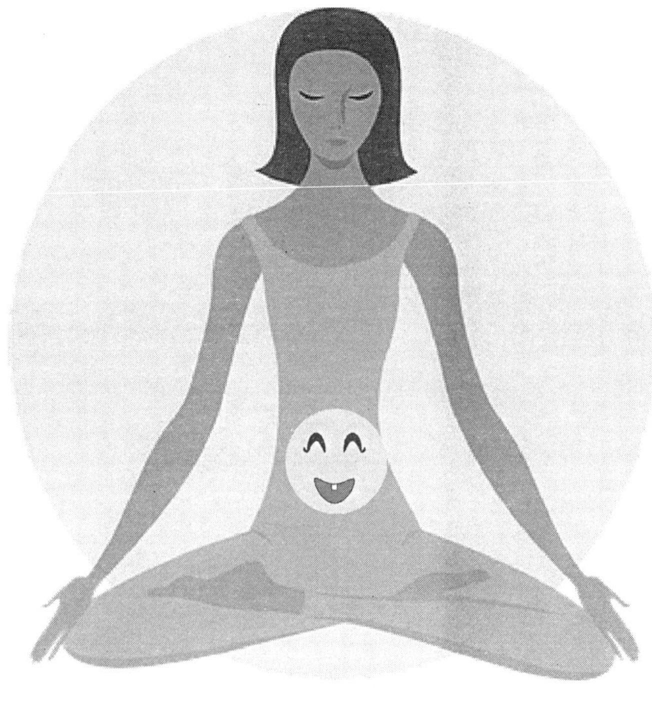

[그림 27] 심신이완과 호흡법

10. 최면유도 음성

최면을 유도할 때 최면치유사의 음성은 매우 큰 영향을 끼친다. 최면음성은 음파로서 내담자의 청각신경을 자극한 후 뇌파에 동조현상을 일으켜 각성상태의 베타파에서 명상상태 또는 가수면상태의 알파파로 변화시키는 데 기여한다.

따라서 발성법부터 거의 도제식 훈련을 하듯 철저하게 하여 최면유도에 적합한 최면유도음성을 만들 필요가 있다.

심지어 최면음성은 훈련을 통해 좋은 음성을 획득했다고 하더라도 자만하면 안 된다. 왜냐하면 최면유도할 시점에 최면치유사의 심신상태에 따라 불안정해질 수 있기 때문이다. 따라서 최면치유사는 항상 좋은 심신상태를 유지할 수 있도록 자기관리에 힘써야 한다.

최면유도는 분명한 발성을 기초로 최면유도문을 말하는 동시에 차분하고 안정적인 음성을 적용할 때 내담자를 편안하게 최면상태로 이끌 수 있다.

때로는 강한 카리스마를 이용하는 경우도 있지만 내담자가 심리적으로 긴장과 불안이 높거나 문제의 심각성이 클 때에는 매우 부적합한 방식이기 때문에 사용하지 않는 것이 좋다.

최면유도를 통해 경험되는 깊은 심신이완의 느낌은 평소에 심리적 고통으로 인해 발생된 긴장감과 불안감을 기본적으로 해소하는 효과를 거둔다. 즉 최면을 반복적으로 경험하는 것만으로도 긴장감과 불안감이 점진적으로 해소되는 효과가 있다는 뜻이다.

최면치유사들 중에는 아나운서와 같은 음성으로 발성하는

경우도 있고, 억양이 높고 낮은 사투리 같은 음성으로 발성하는 경우도 있다. 어떤 방식이든 장단점은 있지만 심리적으로 불안정한 내담자에게 가장 적합한 최면음성은 중저음의 조용하고 평화로운 음성이다. 최면음성 만들기는 최면치유사의 양성과정에서 신중하고도 반복적으로 해야 할 매우 중요한 훈련과정이다.

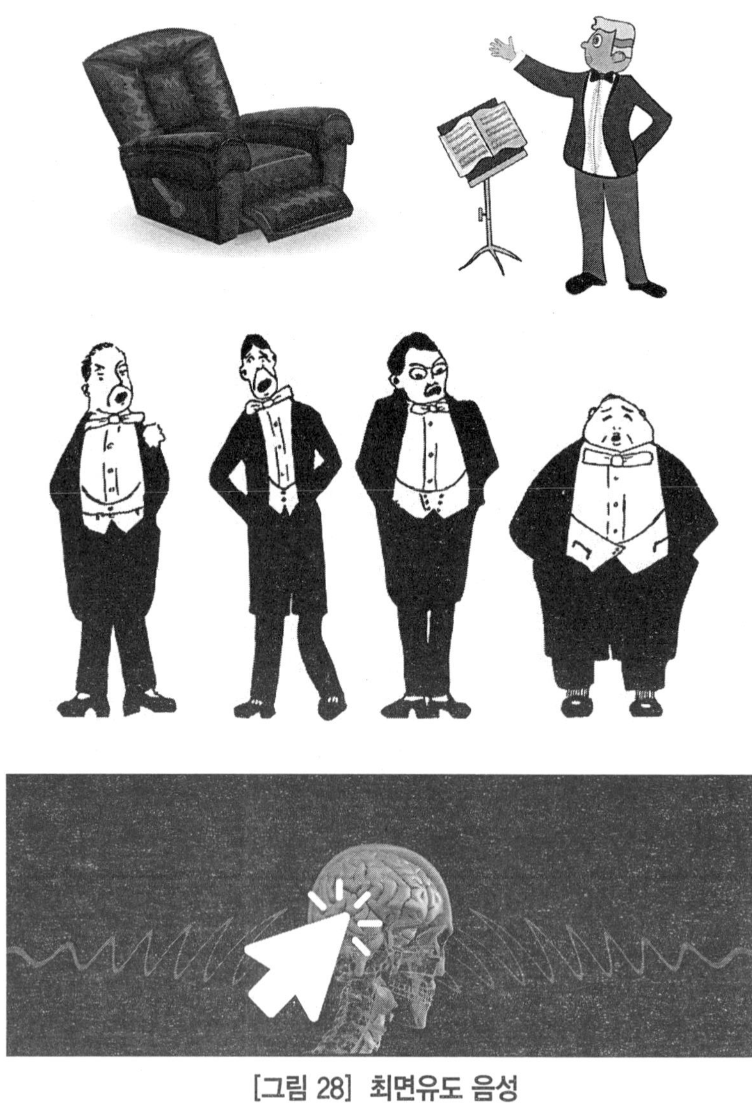

[그림 28] 최면유도 음성

11. 최면암시

최면암시는 명료한 문구로 구성하여 내담자가 정확히 인식할 수 있도록 전달해야 한다. 또한 내담자가 이해하기 쉬워야 하며 너무 길지 않게 간단히 구성하여 쉽게 받아들일 수 있도록 만든 것이 좋은 최면암시문이다.

최면암시의 가장 중요한 원리는 항상 암시가 실현되는 현재 시제로 말하는 것이다. 예를 들면 '왼팔이 매우 따뜻하다.'와 같은 최면암시를 말한다.

다음으로 최면암시는 반복적으로 암시함으로써 반응을 일으키기 때문에 일정한 횟수를 반복해서 암시한다. 또한 최면암시문의 구성은 항상 긍정적이고 허용적인 문구로 구성하여 내담자가 편안하게 받아들일 수 있도록 해야 한다.

대단히 좋지 않은 최면암시의 예라면 '비록 현재에는 머리가 아프지만 점점 나아진다.'와 같은 암시이다. 즉 앞의 문구에 부정적인 전제를 한 후에 뒤에 긍정적인 암시를 하는 경우이다.

이는 뇌의 특성에 따라 부정문을 구분하지 못하고 부정적 암시와 긍정적 암시를 동시에 받아들이는 부작용을 일으킨다.

예를 들어 최면암시를 '빨간 사과를 떠올리지 마시고 노란색 귤을 떠올리세요.'라고 하면 뇌는 빨간 사과와 노란색 귤을 동시에 떠올리게 된다. 이처럼 최면암시는 뇌에 직접 반응을 일으켜 신경생리적 변화를 일으키기 때문에 매우 신중하게 구성하여 사용해야 한다.

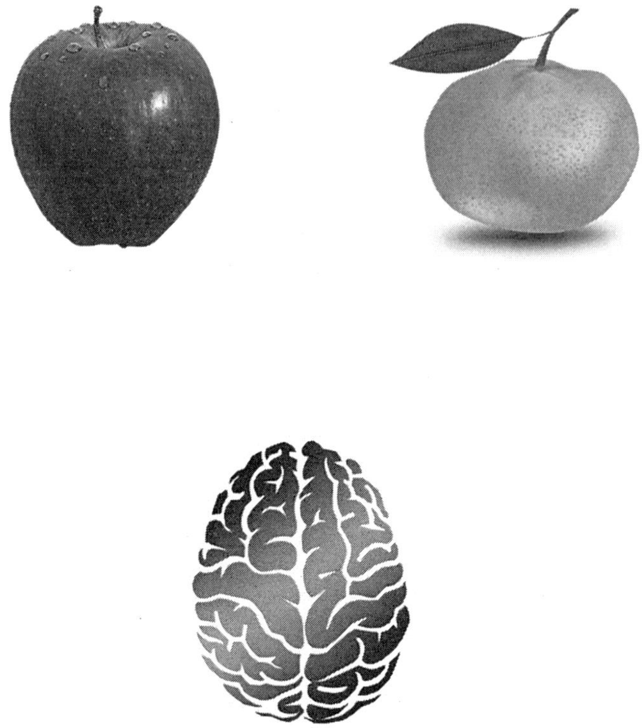

[그림 29] 최면 암시

제9장

피암시성 검사

피암시성 검사란 내담자가 최면암시를 잘 받아들일 수 있는지 알아보는 검사이다. 피암시성(被暗示性, suggestibility)은 내담자가 최면치유사의 최면암시를 잘 받아들이는 특성을 말하며, 피암시성이 높을수록 최면에 잘 걸리게 된다.

피암시성과 자주 혼돈을 일으키는 최면감수성은 최면암시에 잘 반응하는 내담자의 민감성을 의미하기 때문에 구분하여 이해할 필요가 있다. 앞서 설명한 바와 같이 최면감수성은 최면암시를 잘 받아들이는 피암시성이 높아짐에 따라 더 민감해진다.

반대로 최면감수성이 민감한 내담자라면 피암시성이 높아져 최면에 대한 반응이 높아지는 상호작용을 한다.

피암시성 검사는 내담자가 처음 내방하였을 때 실시해보는 것이 좋다. 왜냐하면 내담자가 최면암시를 잘 받아들일 수 있는 수준에 따라 최면유도기법을 다르게 적용할 필요가 있기 때문이다.

또한 피암시성이 낮은 내담자는 일정 시간 동안 피암시성을 높이는 훈련을 진행할 필요도 있다. 최면 피암시성 검사 방법은 최면유도기법이기도 하다.

최면 피암시성을 살펴보는 방법에는 펜쥴럼 검사법, 손개폐법, 신체후도법, 폐안법이 주로 사용된다. 최면유도기법은 아니지만 사시검사법이 간단한 피암시성 검사법으로 사용된다.

피암시성이 높은 내담자는 상상력과 집중력이 좋고, 수용적이며 의존성이 높다. 또한 감성이 풍부하여 감정표현이 좋고, 지능이 높아서 이해력이 좋은 경향이 있다.

성별로는 남자보다 여자가, 그리고 나이가 어릴수록 피암시성이 높다. 반대로 피암시성이 낮은 내담자는 지능이 낮아서 이해력, 집중력이 떨어지고, 정서가 불안하고 논리적이며 경쟁심이 강한 특성이 있다.

1. 펜쥴럼 검사법

펜쥴럼(pendulum, 振子, 흔들이 추)은 시중에서 쉽게 구입할 수 있는 것으로 준비한다. 펜쥴럼 검사법의 원리는 사회학습이론의 모방학습을 설명할 때 사용하는 관념운동이론(觀念運動理論, ideomotor theory)을 증명하는 대표적인 방법이다.

관념운동이란 동작에서 관념 그 자체는 동작의 동기가 된다. 모든 관념은 동작으로 표출되며, 다른 개체의 동작에서 얻어진 관념도 같은 경우에 해당되어 동작으로 표출된다.

따라서 최면은 관념에 반응하도록 암시를 부여하는 기법이라고 말하기도 한다. 즉 최면암시는 기존의 선행경험으로 형성된 관념을 자극하여 기대하는 심신반응을 촉진하는 기법이다.

최면암시를 통해 새로운 관념을 형성하여 기대하는 심신반응을 일으키도록 촉진하기도 한다. 이러한 원리에 의해 최면암시는 잠재의식 또는 무의식에 관념을 형성하여 무의식적 동작 또는 반응을 일으키게 된다.

이는 잠재의식의 특성이기도 해서 일정한 암시와 관념에 의해 생각, 상상, 감정, 느낌이 형성되면 동작, 태도, 행동, 신경 및 생리적 반응, 불수의적 반응이 일어난다. 이러한 반응을 관념운동 반응(ideomotor respose)라고 부른다.

펜쥴럼 검사법의 체험은 최면암시의 유용성과 효과가 어떤 원리에 의해 발생하는지 이해하기 좋은 기회가 될 것이다.

펜쥴럼은 대체로 구슬, 수정, 옥, 금속 등의 소재로 만들고 있는데, 추의 길이는 1~3cm, 직경은 1cm미만, 줄의 길이는 20cm 정도로 제작된 것을 사용하는 것이 좋다.

검사방법은 내담자를 탁자와 의자가 준비된 곳으로 안내한 후에 주로 사용하는 손의 엄지와 검지로 펜쥴럼 줄의 위쪽을 가볍게 잡게 한다. 팔꿈치는 탁자에 고정시키고 손목의 힘을 빼고 탁자 쪽으로 숙이게 하여 펜쥴럼이 탁자 위에 늘어뜨려지게 한다.

이때 몸의 긴장을 풀고 어깨, 팔꿈치, 손목의 힘도 풀어주는 것이 좋다.

검사진행 순서는 첫째, 최면치유사가 펜쥴럼 검사 방법을 시범을 보여서 내담자가 볼 수 있도록 한다. 이를 통해 내담자가 어떤 방식으로 반응하는지를 사전에 학습하게 되는 효과가 있다.

둘째, 내담자에게 펜쥴럼을 주의 집중하여 바라보게 한다.

셋째, 사전암시로 '펜쥴럼을 가볍게 잡고 제가 부여하는 최면암시를 잘 들으십시오. 그러면 펜쥴럼이 저절로 움직이게 됩니다.'라고 암시한다. 사전암시는 '펜쥴럼이 좌우로 흔들립니다. 흔들립니다.', '펜쥴럼이 상하로 흔들립니다. 흔들립니다.', '펜쥴럼이 빙글빙글 회전합니다. 회전합니다.'와 같이 어떤 한 방향을 정하여 반복한다.

넷째, 펜쥴럼이 흔들리기 시작하면 점점 더 잘 움직인다는 암시를 추가하여 그 움직임이 더 커질 수 있도록 한다. 펜쥴럼 검사법에 의해 내담자가 잡고 있는 펜쥴럼이 암시에 잘 반응하면 피암시성이 높은 것으로 평가할 수 있다.

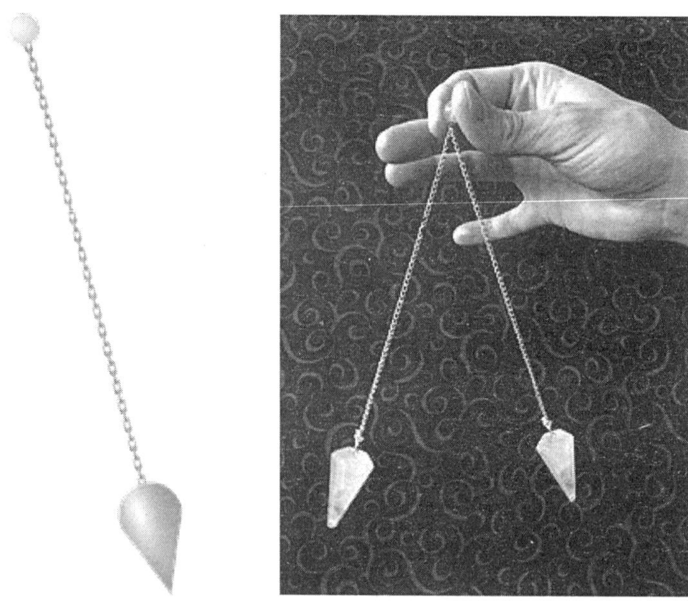

[그림 30] 펜쥴럼 검사

2. 폐안법

폐안법(閉眼法)은 고정응시법의 대표적인 최면유도기법으로 최면유도 초기에 많이 적용하는 기법이다. 폐안법의 궁극적 목표는 시신경을 피로하게 하여 눈을 감게 만드는 것이다.

폐안법의 진행은 다음과 같다.

첫째, 내담자를 편안한 의자에 앉게 하고 가볍게 이완하도록 한다. 둘째, 턱을 고정하는 자세를 유지하게 한 후에 눈 앞 50cm 정도에 펜쥴럼, 반짝이는 구슬, 라이터불 등을 보게 한다.

셋째, 조금씩 응시의 각도를 위쪽을 향하도록 응시도구를 위로 끌어 올려서 눈동자가 최대한 위를 향하여 고정되게 한다.

넷째, 최면암시를 부여한다. '눈이 피곤해집니다. 피곤해집니다.', '눈꺼풀이 무거워집니다. 무거워집니다.', '눈이 깜박입니다. 눈이 깜박입니다.'와 같은 암시를 반복하여 상태를 강화한다.

최종적으로 내담자가 눈을 감게 될 때까지의 시간을 측정하여 빠른 시간 내에 눈을 감았다면 최면 피암시성이 높은 것으로 평가한다.

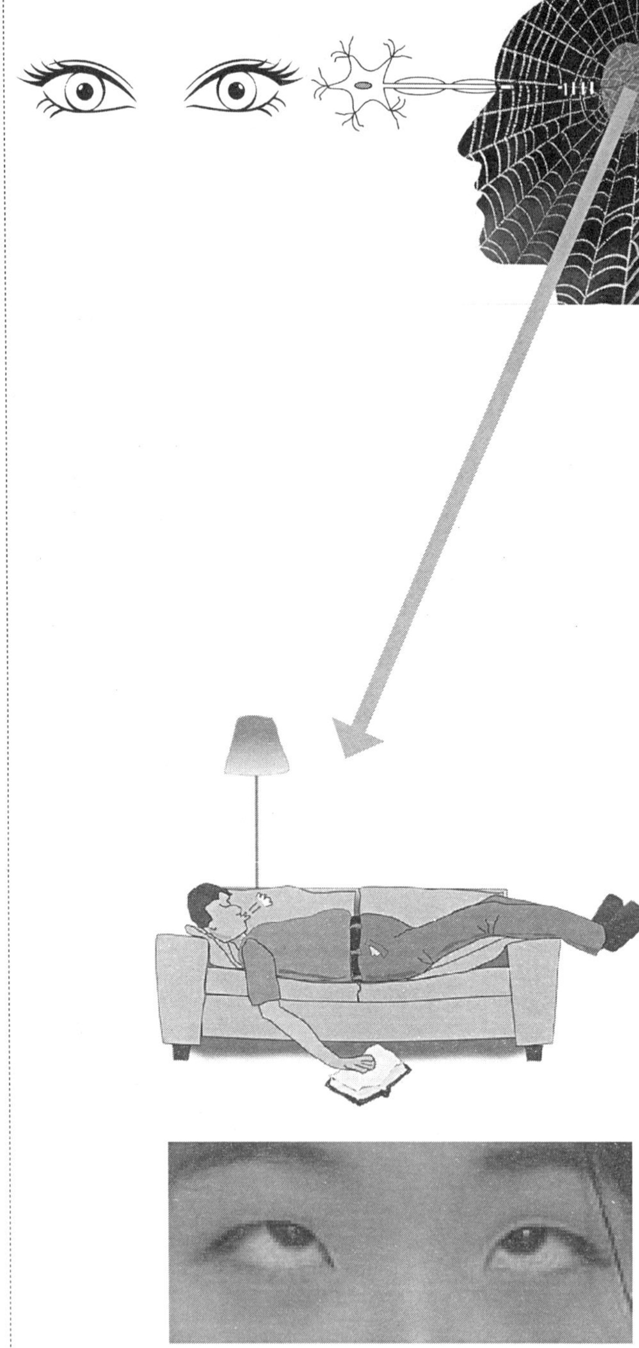

[그림 31] 폐안법

3. 손개폐법

손개폐법은 인체에 흐르는 미세한 전기 또는 자기장을 집중시켜 자석의 플러스, 마이너스 극의 자기가 작용하도록 유도하는 방법이다. 이는 전통적인 최면유도기법인데, 마인드컨트롤에서는 자석 손 만들기로 활용되었고, 일부 기(氣)수련단체에서는 기체험법(氣體驗法)으로 사용하고 있다.

최면은 신통력도 아니고 입산수도해서 터득하는 도술(道術)도 아닌 의학과 심리학 영역의 치료방법이라는 점을 다시 한 번 밝힌다. 최면의 원리나 유도법을 여러 영역에서 왜곡해 이용하는 사례도 있지만 전문분야에 적용하여 높은 성과를 거두는 경우도 있다.

손개폐법은 인체에 흐르는 미세전류, 자기장을 의식을 집중하여 손바닥에 모아서, 자석을 맞대었을 때처럼 서로 당기고 밀어내는 현상을 활용하는 것이다.

여기에서 경험되는 자기장은 일명 오라(aura), 기(氣), 레이키(reiki, 靈氣) 등으로 불리는 우주에너지로, 의식을 집중함으로써 강하게 경험할 수 있다. 진행과정은 다음과 같다.

첫째, 내담자가 편안한 의자에 앉게 한 후에 신체를 이완하게 한다.

둘째, 눈을 감게 한 후 양쪽 손바닥을 가슴 앞에서 마주보게 한다. 이때 어깨, 팔꿈치, 손목, 손가락의 힘을 최대한 빼도록 한다.

셋째, 의식을 손바닥이 마주한 곳에 집중하도록 한다.

넷째, 최면암시를 부여한다. '양 손이 서로 멀어집니다. 멀어집니다.', '양 손이 서로 밀어냅니다. 밀어냅니다.', 손이 멀어지면, '양 손이 점점 가까이 붙습니다. 가까이 붙습니다.'와 같은 암시를 반복하여 상태를 강화한다. 이러한 최면암시를 부여했을 때 내담자의 반응이 빠르게 나타나면 최면 피암시성이 높은 것으로 평가한다.

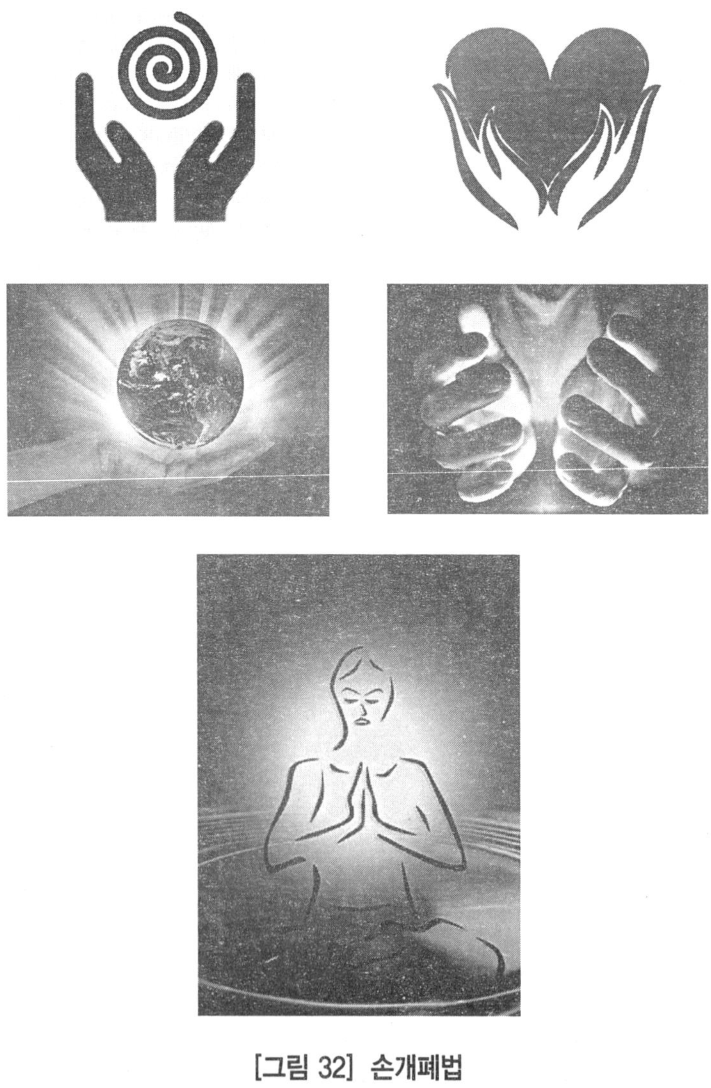

[그림 32] 손개폐법

4. 신체후도법

신체후도법(身體後導法)은 최면암시를 통해 내담자의 신체가 움직이도록 유도하는 방법이다. 신체후도법은 내담자가 눈을 감고 차려 자세로 서있는 상태에서 최면암시를 부여함으로써 신체가 뒤로 흔들리거나 넘어지게 유도하는 것이다.

신체후도법은 전통적인 최면기법인데, 미국의 기독교 부흥강사들에 의해 성령체험의 수단으로 사용되는 사례가 매우 많다. 이러한 미국 기독교계의 성령체험 방식은 한국으로 전수되어 일부 교단에서 성령체험 방식으로 활용되고 있다.

우려스러운 것은 신체후도법을 귀신 쫓아내는 축사사역의 핵심적인 수단으로 사용하고 있다는 점이다.

신체후도법은 예수님이 병 치료를 위해 귀신 쫓는 축사사역에 사용한 방법도 아니고, 목사님이나 어떤 도사님의 신비한 능력도 아닌 전통적인 최면기법이다.

이러한 왜곡으로 인해 최면이 사이비종교 중 하나라는 웃을 수 없는 오해가 있는데, 이는 정반대로 어떤 기독교 교단에서 예수님도 사용하지 않은 최면기법을 왜곡해서 사용함으로써 그 교단이 사이비종교라는 오명을 받고 있다는 점을 생각해 보아야 한다.

어떤 전문분야이든 정직한 학문적 교류와 연구를 통해 각 영역의 효율성을 높이는 것은 중요하다. 그러나 더 중요한 것은 각 전문영역의 정체성, 정통성을 지키며 학문적 성과를 도입하는 것이 필요하다는 점이다.

신체후도법의 진행은 다음과 같다.

첫째, 내담자가 벽을 보고 차려 자세로 서게 한다.

둘째, 신체의 힘을 모두 빼고 눈을 감게 한다.

셋째, 최면치유사는 내담자의 뒤쪽에서 최면암시를 부여한다. '몸이 앞뒤로 흔들립니다. 흔들립니다.', '몸이 점점 더 흔들립니다. 흔들립니다.'를 반복하며 상태를 강화시킨다. 이때 주의할 것은 내담자가 몸이 흔들리다가 뒤로 넘어질까봐 긴장하여 움직이지 않고 버틸 수 있다는 점이다. 따라서 사전에 '뒤로 넘어지려고 하면 제가 등을 받쳐드리겠습니다. 안심하세요.'라고 암시를 부여하는 것이 좋다. 내담자의 몸이 최면암시에 반응하여 빠른 시간 내에 흔들리거나 뒤로 넘어지면 최면 피암시성이 높은 것으로 평가한다.

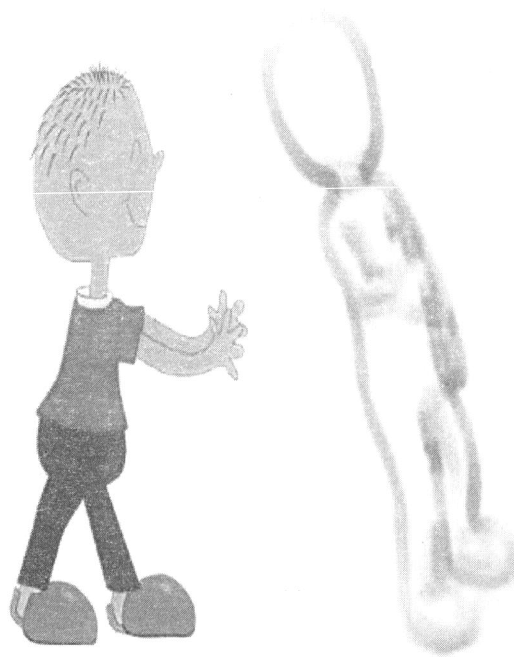

[그림 33] 신체후도법

5. 사시검사법

사시검사법(斜視檢査法)은 눈동자를 최대한 위쪽으로 치켜뜨게 하여 눈이 가운데로 모아지게 하는 방법이다. 눈을 최대한 가운데로 모이는 정도와 흰자위의 영역이 많이 노출된 것을 기준으로 최면 피암시성이 높다고 평가하는 방식이다.

사시검사법의 진행방법은 다음과 같다.

첫째, 내담자를 편안한 의자에 앉아 긴장을 풀게 한다.

둘째, 폐안법에서 사용한 펜쥴럼과 같은 도구를 응시하게 하며 점점 위쪽으로 초점을 이동시켜 최대한 위로 눈을 치켜뜨게 한다.

셋째, 눈동자가 가운데로 집중되는 속도가 빠른지, 흰자위가 많이 노출되는지를 관찰한다.

눈동자가 빠르게 가운데로 집중되거나 흰자위가 많아 노출되는 내담자는 최면 피암시성이 높은 것으로 평가한다.

주의할 점은 폐안법 유도와 사시검사법에서 눈이 큰 내담자라고 해서 기대하는 반응이 나타나는 것만은 아니라는 점이다. 내담자의 심리적 고통, 스트레스 강도가 높은 경우에는 눈이 아무리 커도 눈 밑의 애교살이 따라 붙는 경우를 관찰할 수 있다.

내담자와 최면치유사 간에 신뢰관계가 아직 충분히 형성되지 않아서 긴장하고 있는 경우에도 반응이 더딜 수 있기 때문에 더욱 더 편안하고 친절하게 유도할 필요가 있다.

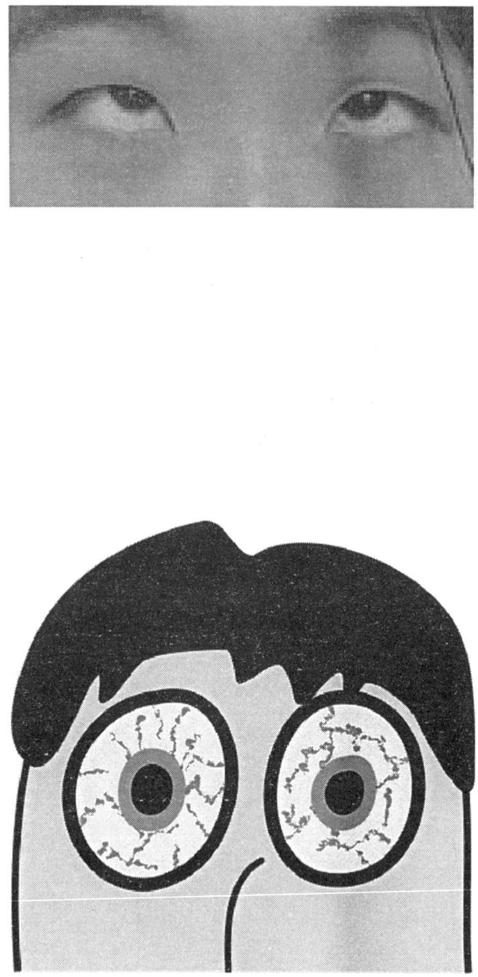

[그림 34] 사시 검사법

제 10 장

최면 유도기법

우리는 모두 최면에 걸려 살고 있다. 역설적으로 말하면 최면을 공부한다는 것은 최면에서 깨어나는 방법을 배우는 것이다. 최면치유는 최면(병, 심리문제, 영적 장애)에 걸린 사람을 깨어날 수 있도록 조력하는 과정이다.

최면유도기법은 무의식 또는 잠재의식에 저장된 정보를 가장 효과적으로 처리하는 정보처리기법이다. 이를 최면술(催眠術), 최면기법, 최면유도법이라고 부른다.

최면을 거는 방법인 최면기법은 신통력도 아니고 선천적으로 타고난 사람만이 구사할 수 있는 초능력도 아니다.

앞서 설명한 바와 같이 최면기법은 최면에 관한 이론을 학습한 후 과학적 검증을 거친 기술, 기법, 방법인 최면유도기법을 훈련하면 누구나 해당 분야에 활용할 수 있는 학문적 체계를 갖추고 있다.

최면현상은 역사적으로 종교의식, 무속의식, 치유의식 등에 기원을 두고 있으며, 경험적으로 발견되어 활용된 최면은 과학적 검증을 중요시하는 유럽과 미국에서 학문적으로 발전시켰고, 현재에도 유럽과 미국의 정신과 의사, 치과의사, 심리상담사, 대체요법 치유사들에 의해 적극적으로 활용되고 있다.

최면유도기법 편에서는 최면을 유도하는 최면기법을 임상 장면에서 실제로 적용할 수 있도록 주요 기법에 대해 기술하겠다.

1. 폐안법

폐안법(閉眼法)은 고정응시법의 대표적인 최면유도기법으로 최면유도 초기에 많이 적용하는 기법이다. 폐안법의 궁극적 목표는 시신경을 피로하게 하여 눈을 감게 만드는 것이다.

폐안법의 진행은 다음과 같다.

첫째, 내담자를 편안한 의자에 앉게 하고 가볍게 이완하도록 한다. 둘째, 턱을 고정하는 자세를 유지하게 한 후에 눈 앞 50cm 정도에 펜쥴럼, 반짝이는 구슬, 라이터불 등을 보게 한다.

셋째, 조금씩 응시의 각도를 위쪽을 향하도록 응시도구를 위로 끌어 올려서 눈동자가 최대한 위를 향하여 고정되게 한다.

넷째, 최면암시를 부여한다. '눈이 피곤해집니다. 피곤해집니다.', '눈꺼풀이 무거워집니다. 무거워집니다.', '눈이 깜박입니다. 눈이 깜박입니다.'와 같은 암시를 반복하여 상태를 강화한다.

〈폐안법 최면유도문〉

내담자가 안락의자 또는 일반 의자에 편안하게 앉아서 턱을 목 쪽으로 고정하도록 지시한다. 내담자의 눈 앞 약 50cm 정도의 거리를 두고 수정구, 펜줄럼, 반짝이는 구슬과 같은 물체를 응시하도록 지시한다. 그렇게 자세를 잡고 최면암시를 부여한다.

자, 이제 편안하게 제 말에 주의를 집중합니다.
편안하게 제 말을 들을 때마다 지금 그렇게 된다고 생각합니다.
먼저, 숨이 들어오고 나아가는 느낌에 집중합니다.
숨이 천천히 몸 안으로 빨려 들어오고 천천히 나아갑니다.
천천히 빨려 들어오고 천천히 나아갑니다.
그렇게 천천히 들이마시고 내쉬는 것을 다섯 번 합니다.
숨이 들어올 때마다 우주와 자연의 가장 좋은 느낌들이 내 안으로 쭈욱 빨려 들어오고, 숨을 내쉴 때마다 내 안의 스트레스들이 쭈욱 빠져나간다고 생각합니다.
자, 이제 앞의 구슬을 바라보십시오.
구슬의 반짝이는 빛을 집중해서 바라봅니다.
천천히 구슬을 따라 시선을 최대한 위쪽으로 이동합니다.
구슬이 잘 보이시나요?
구슬이 잘 보이면 그 위치에서 계속 바라봅니다.
눈꺼풀이 무거워집니다. 눈꺼풀이 무거워집니다. 무거

워집니다.
눈꺼풀이 무거워집니다. 점점 더 무거워집니다. 무거워집니다.
눈이 깜박입니다. 눈을 뜨고 있기 힘듭니다. 눈을 뜨고 있기 힘듭니다.
자, 이제 눈을 천천히 감고 제 목소리에 집중합니다.

폐안법은 내담자의 시신경을 최대한 피로하게 하여 최종적으로 시신경을 일시적으로 마비시키는 수준까지 진행한다. 전통 최면에서는 눈을 최대한 피로하게 한 후에 눈을 감기고 '눈이 딱 달라붙는다'는 암시를 강하게 하여 최면에 들어갔음을 증명하는 경우가 있다. 그러나 이러한 시도는 최면 피암시성이 낮은 내담자에게서 종종 실패하는 경우가 있다. 따라서 어느 정도 피로감이 심화되어 눈물이 고이고, 충혈이 되면서 눈을 깜박일 때를 기준으로 눈을 감으라고 지시하여 다음 단계로 넘어가는 것이 더 안정적인 유도과정이다. 피암시성이 높은 내담자는 짧은 시간 내에 스스로 눈을 감게 된다.

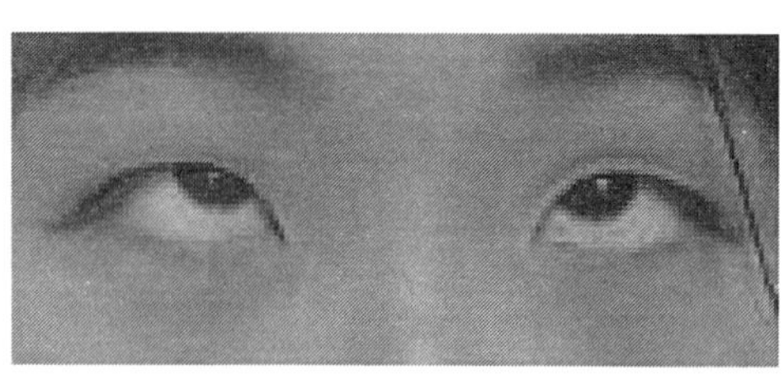

[그림 35] 폐안법

2. 최면휠 응시법

최면휠 응시법은 고정응시법의 하나로서 최면휠(hypno wheel) 또는 최면디스크(hypno disc)과 같이 특별히 제작된 회전판을 계속 바라보게 함으로써 최면을 유도한다.

과거에는 전자장비가 발달하지 않아서 LP음반에 그림을 그려서 사용했지만 최근에는 유튜브 같은 매체에 다양한 영상이 있으므로 활용하면 좋다.

최면휠 응시법도 고정응시법의 공통점인 시신경을 피로하게 해서 최면을 유도하는 방법이다. 앞서 설명한 바와 같이 최면암시는 관념에 반응을 일으키는 방법이다.

고정응시법은 시신경을 피로하게 해서 극단적인 단계에는 시신경을 마비시켜 최면상태를 유도하는 방법이다. 그러면 고정응시법은 어떤 관념을 자극하여 최면을 유도하게 될까?

고정응시법은 시신경이 극단적으로 피로해지게 만드는데, 이는 사람이 눈이 피로해지면 눈을 깜박이거나 눈을 감고 휴식하다가 잠에 빠지는 관념을 자극하는 방법이다.

시신경은 뇌에 직접 연결되어 있고, 눈이 피곤하다는 신호는 휴식하거나 잠을 자야 된다는 관념을 자극하여 뇌파가 가수면상태로 떨어지게 된다.

고전적 최면유도법에서는 실제로 고정응시법을 사용하면서 '잠이 온다. 잠이 온다.'라는 암시를 직접 사용했다고 한다. 그러나 이런 고전적 최면암시는 실제로 내담자가 잠에 빠져들게 되면서 그 후에 이어지는 치유작업에 방해가 되어 최근에는 사용하지 않게 되었다.

페안법의 진행은 다음과 같다.

첫째, 내담자를 편안한 의자에 앉게 하고 가볍게 이완하도록 한다.

둘째, 턱을 고정하는 자세를 유지하게 한 후에 눈 앞 50cm 정도에 펜쥴럼이나 반짝이는 구슬, 라이터불 등을 보게 한다.

셋째, 조금씩 응시의 각도를 위쪽을 향하도록 응시도구를 위로 끌어 올려서 눈동자가 최대한 위를 향하여 고정되게 한다.

넷째, 최면암시를 부여한다. '눈이 피곤해집니다. 피곤해집니다.', '눈꺼풀이 무거워집니다. 무거워집니다.', '눈이 깜박입니다. 눈이 깜박입니다.'와 같은 암시를 반복하여 상태를 강화한다.

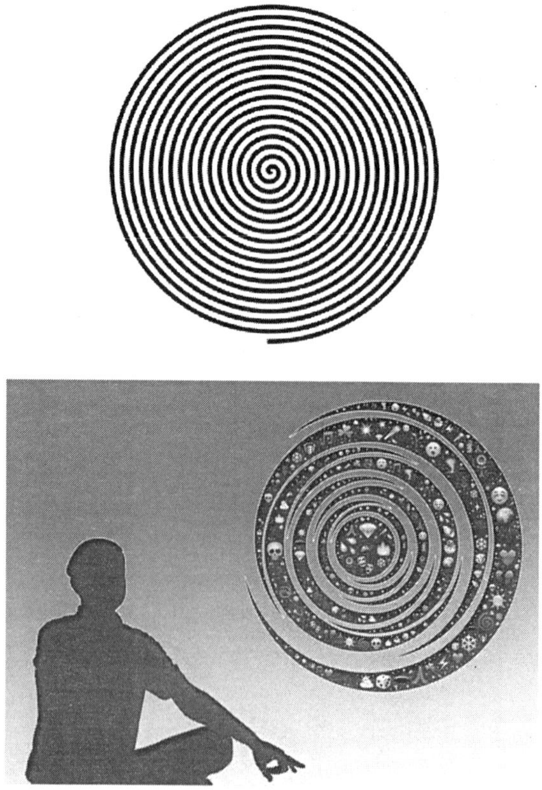

[그림 36] 최면휠 응시법

〈최면휠 응시법 최면유도문〉

최면휠 응시법은 폐안법의 과정과 매우 유사하다. 먼저, 내담자가 안락의자 또는 일반 의자에 편안하게 앉아서 턱을 목 쪽으로 고정하도록 지시한다. 내담자의 눈 앞 약 50cm 정도의 거리를 두고 최면휠을 응시하도록 지시한다. 그렇게 자세에서 최면암시를 부여한다.

자, 이제 편안하게 제 말에 주의를 집중합니다.
편안하게 제 말을 들을 때마다 지금 그렇게 된다고 생각합니다.
먼저, 숨이 들어오고 나아가는 느낌에 집중합니다.
숨이 천천히 몸 안으로 빨려 들어오고 천천히 나아갑니다.
천천히 빨려 들어오고 천천히 나아갑니다.
그렇게 천천히 들이마시고 내쉬는 것을 다섯 번 합니다.
숨이 들어올 때마다 우주와 자연의 가장 좋은 느낌들이 내 안으로 쭈욱 빨려 들어오고, 숨을 내쉴 때마다 내 안의 스트레스들이 쭈욱 빠져나간다고 생각합니다.
자, 이제 앞의 최면휠 화면을 바라보십시오.
최면휠의 가운데를 집중해서 바라봅니다.
천천히 최면휠 화면을 따라 시선을 최대한 위쪽으로 이동합니다.
최면휠 화면이 잘 보이시나요?
최면휠이 잘 보이면 그 위치에서 계속 바라봅니다.
의식을 집중해서 최면휠의 가운데를 바라봅니다.

점점 빨려 들어갑니다. 점점 더 깊이 빨려 들어갑니다.
내 몸도 마음도 더 깊이 빨려 들어갑니다. 더 깊이 빨려 들어갑니다.
이제, 눈꺼풀이 무거워집니다. 눈꺼풀이 무거워집니다. 무거워집니다.
눈꺼풀이 무거워집니다. 점점 더 무거워집니다. 무거워집니다.
눈이 깜박입니다. 눈을 뜨고 있기 힘듭니다. 눈을 뜨고 있기 힘듭니다.
자, 이제 눈을 천천히 감고 제 목소리에 집중합니다.

최면휠 응시법도 폐안법과 마찬가지로 내담자의 시신경을 최대한 피로하게 하여 최종적으로 시신경을 마비시키는 수준까지 진행한다. 내담자의 눈을 잘 관찰해서 어느 정도 피로감이 심화되어 눈물이 고이고, 충혈이 되면서 눈을 깜박일 때를 기준으로 눈을 감으라고 지시한다. 눈을 감은 후에는 다음 단계의 최면유도로 넘어간다. 피암시성이 높은 내담자는 짧은 시간 내에 스스로 눈을 감게 된다.

3. 손개폐법

손개폐법은 인체에 흐르는 미세한 전기 또는 자기장을 집중시켜 마치 자석처럼 플러스, 마이너스 극의 자기가 작용하도록 유도하는 방법이다. 또 다른 방법으로는 양 손 사이에 풍선이 들어있다고 상상하게 한 후 풍선이 부푼다는 암시와 바람이 빠진다는 암시를 부여하는 방식이다.

이러한 최면유도법은 관념운동을 이용한 것이다. 관념운동이란 우리가 살아오면서 형성된 경험과 기억이 일정한 관념을 형성하는 것을 활용하는 것이다. 즉 자석이나 풍선을 가지고 놀아보았던 경험과 기억이 만든 관념을 활용하는 것이다.

사람들이 가지고 있는 자석에 대한 관념은 같은 극끼리 밀어내고 다른 극끼리 잡아당겨서 붙는다는 것이다. 또한 풍선에 대한 관념은 바람을 불어넣으면 부풀고 바람을 빼면 작아진다는 것이다.

손개폐법은 내담자가 경험하거나 기억하고 있을 만한 관념을 활용하여 관념연합이 일어날 수 있도록 암시를 하는 방법이다.

최면은 관념이 반응을 일으키도록 촉진하는 것이라는 점에서 일상에서 경험하고 기억된 정보를 활용하여 최면을 유도한다면 좋은 성과를 얻을 수 있다.

최면은 내담자의 개인적 경험과 정보를 활용하여 관념을 연합 또는 분리시키는 것을 얼마나 유연하게 잘하느냐가 성패를 결정한다는 주장도 있다. 여기서는 풍선에 대한 관념을 활용하여 설명하겠다.

진행과정은 다음과 같다.

첫째, 내담자가 편안한 의자에 앉게 한 후에 신체를 이완하게 한다.

둘째, 양쪽 손바닥을 가슴 앞에서 마주보게 한다. 이때 어깨, 팔꿈치, 손목, 손가락의 힘을 최대한 빼도록 한다.

셋째, 눈을 감게 한 후 의식을 손바닥이 마주한 곳에 집중하도록 한다.

넷째, 최면암시를 부여한다. '양 손 사이에 있는 풍선에 바람이 들어갑니다. 점점 부풀어 커집니다. 점점 부풀어 커집니다. 양 손이 서로 멀어집니다. 멀어집니다.', '양 손이 점점 멀어집니다. 멀어집니다.', 손이 멀어지면, '풍선에 바람이 빠집니다. 점점 더 많이 빠집니다. 양 손이 점점 가까이 붙습니다. 가까이 붙습니다.'와 같은 암시를 반복하여 상태를 강화한다.

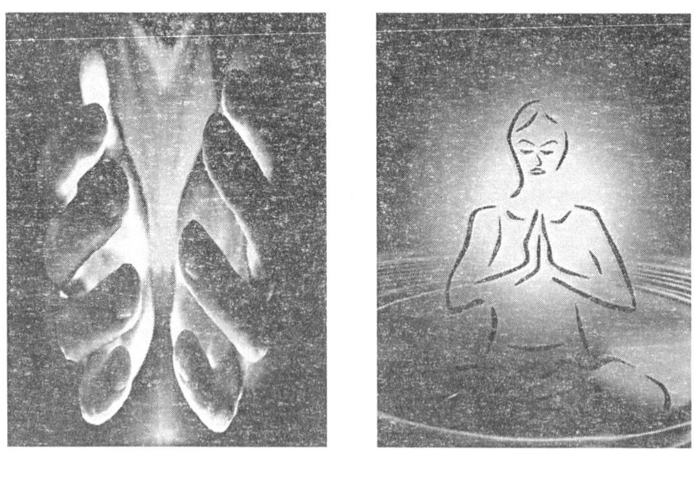

[그림 37] 손개폐법

〈손개폐법 최면유도문〉

내담자가 안락의자 또는 일반 의자에 편안하게 앉아서 어깨, 팔꿈치, 손목, 손가락의 힘을 충분히 이완하도록 가벼운 운동을 시킨다. 양 손을 가슴 앞에 합장하게 한 후 눈을 감게 한다.

자, 이제 편안하게 제 말에 주의를 집중해줍니다.
편안하게 제 말을 들을 때마다 지금 그렇게 된다고 생각합니다.
먼저, 숨이 들어오고 나아가는 느낌에 집중합니다.
숨이 천천히 몸 안으로 빨려 들어오고 천천히 나아갑니다.
천천히 빨려 들어오고 천천히 나아갑니다.
그렇게 천천히 들이마시고 내쉬는 것을 다섯 번 합니다.
숨이 들어올 때마다 우주와 자연의 가장 좋은 느낌들이 내 안으로 쭈욱 빨려 들어오고, 숨을 내쉴 때마다 내 안의 스트레스들이 쭈욱 빠져나간다고 생각합니다.
자, 이제 양 손 사이에 00님이 좋아하는 색깔의 풍선이 있다고 상상합니다.
그 풍선에 바람을 불어넣고 있다고 상상합니다.
양 손으로 풍선의 표면을 느껴보십시오.
부드러운 풍선의 표면을 느껴보십시오.
바람을 한 번씩 불어넣을 때마다 풍선은 점점 부풀어 오릅니다.
풍선이 점점 커집니다. 풍선이 점점 커집니다. 점점 커집니다.

풍선이 점점 커질 때마다 양 손이 점점 옆으로 밀려납니다.

양 손이 점점 옆으로 밀려납니다. 점점 옆으로 밀려납니다.

자, 이제 풍선의 바람이 빠져나갑니다. 풍선의 바람이 빠져나갑니다.

풍선의 바람이 점점 빠져나갑니다. 점점 빠져나갑니다.

풍선이 점점 작아집니다. 풍선이 점점 작아집니다.

풍선이 바람이 빠져나갈 때마다 양 손이 점점 가까워집니다.

양 손이 점점 가까워집니다. 양 손이 점점 가까워집니다.

이제 풍선의 바람이 완전히 빠졌습니다. 풍선의 바람이 완전히 빠졌습니다.

양 손이 가까이 붙어있습니다. 양 손이 가까이 붙어있습니다.

이제 양 손의 힘이 빠지고 천천히 무릎 위로 내려갑니다.

양 손의 힘이 빠지고 천천히 무릎 위로 내려갑니다.

손개폐법은 관념운동을 활용한 유도법이기 때문에 내담자가 상상력을 통해 자석 또는 풍선을 상상하고 느끼는 감수성이 좋아야 한다.

내담자가 상상력이 좋지 않고 지나치게 논리적인 경우에는 최면암시 전에 연습을 하는 것도 좋다.

왜냐하면 관념연합이 잘 되려면 경험을 통한 관념형성이 선행되어야하기 때문이다. 즉 연습을 통해 관념을 형성한 후에 관념에 반응하도록 촉진한다는 의미이다.

4. 신체후도법

신체후도법(身體後導法)은 최면암시를 통해 내담자의 신체가 움직이도록 유도하는 방법이다. 신체후도법은 내담자가 눈을 감고 차려 자세로 서있는 상태에서 최면암시를 부여함으로써 신체가 뒤로 흔들리거나 넘어지게 유도한다.

신체후도법의 진행순서는 다음과 같다.

첫째, 내담자가 벽을 보고 차려 자세로 서게 한다.

둘째, 신체의 힘을 모두 빼고 눈을 감게 한다.

셋째, 최면치유사는 내담자의 뒤쪽에서 최면암시를 부여한다. '몸이 앞뒤로 흔들립니다. 흔들립니다.', '몸이 점점 더 흔들립니다. 흔들립니다.'를 반복하며 상태를 강화시킨다.

넷째, 내담자에게 '이제 제가 하나에서 셋을 세면 셋에서 뒤로 넘어집니다. 넘어지려고 하면 제가 뒤에서 안전하게 받쳐드릴 것입니다.'라는 암시를 한다.

이때 주의할 것은 내담자가 몸이 흔들리다가 뒤로 넘어질까봐 긴장하여 움직이지 않고 버틸 수 있다는 점이다. 따라서 사전에 '뒤로 넘어지려고 하면 제가 등을 받쳐드리겠습니다. 안심하세요.'라고 암시를 부여하는 것이 좋다.

긴장과 불안감을 보이는 내담자를 위해서 안심할 수 있도록 사전에 연습을 함께 하는 것도 좋다. 특히, 신체후도법이 성공적으로 진행되기 위해서는 몸의 자세가 중요하기 때문에 최면치유사와 내담자가 함께 연습함으로써 내담자가 익숙한 자세를 취하도록 배려하는 것이 좋다.

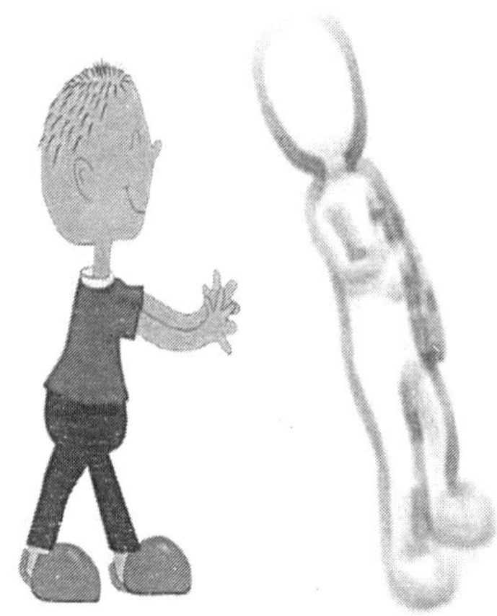

[그림 38] 신체후도법

〈신체후도법 최면유도문〉

내담자가 벽을 보고 서게 한 후 양 발을 모으고 차려 자세를 취하게 한다. 내담자 뒤편에는 신체후도법 후에 앉을 수 있는 안락의자 또는 의자를 준비해야 한다.
내담자도 사전 연습을 할 때 뒤편에 있는 의자에 앉게 된다는 점을 인식해야 된다. 양 손은 양 허벅지 측면의 재봉선 옆에 힘을 빼고 가볍게 닿게 한다. 이때 어깨, 팔꿈치, 손목, 손가락이 긴장되어 힘이 들어가지 않도록 살펴보고 힘을 빼고 이완하도록 지도한다.

턱을 살짝 들어주는 자세에서 눈을 감게 한다. 완성된 자세는 양 발을 붙이고 양 손은 재봉선에 붙인 후 턱을 살짝 들어 올린 자세이다.

자, 이제 편안하게 제 말에 주의를 집중합니다.
편안하게 제 말을 들을 때마다 지금 그렇게 된다고 생각합니다.
먼저, 숨이 들어오고 나아가는 느낌에 집중합니다.
숨이 천천히 몸 안으로 빨려 들어오고 천천히 나아갑니다.
천천히 빨려 들어오고 천천히 나아갑니다.
그렇게 천천히 들이마시고 내쉬는 것을 다섯 번 합니다.
숨이 들어올 때마다 우주와 자연의 가장 좋은 느낌들이 내 안으로 쭈욱 빨려 들어오고, 숨을 내쉴 때마다 내 안의 스트레스들이 쭈욱 빠져나간다고 생각합니다.
자, 이제 몸이 흔들립니다. 몸이 흔들립니다.
점점 더 흔들립니다. 점점 더 흔들립니다.
이제 제가 하나에서 셋을 세면 몸이 뒤로 넘어집니다.
뒤로 넘어지려고 하면 제가 뒤에서 받쳐드릴 것입니다.
안심하세요.
자, 하나, 둘, 셋. 뒤로 넘어집니다.

뒤로 넘어질 때 최면치유사는 내담자의 어깨와 등을 안전하게 받쳐서 뒤편에 준비한 안락의자 또는 의자에 내담자가 앉을 수 있도록 유도한다. 내담자가 의자에 앉은 후에는 다음 단계의 최면유도를 시작한다.

5. 손 하강법

손 하강법(下降法)은 관념운동을 활용하여 수평으로 뻗은 양 팔 또는 한쪽 팔이 점점 아래로 내려가게 하는 방법이다. 관념연합을 활용하기 위해서는 양팔 또는 한쪽 팔에 무거운 돌, 쇳덩이, 책가방이 달려있다고 상상하게 한다.

사람은 누구나 무거운 짐 또는 물건을 들어본 경험이 있기 때문에 손 하강법은 이런 관념에 반응을 일으키도록 촉진하여 진행한다.

진행과정은 다음과 같다.

첫째, 내담자를 의자에 앉게 한 후 양 팔을 수평으로 뻗게 한다. 이때 손바닥은 아래쪽을 향하고 어깨, 팔꿈치, 손목, 손가락의 힘을 빼서 이완하게 한다.

둘째, 눈을 감고 매우 무거운 물건이 양팔에 매달려 있다고 상상하게 한다. 이때 내담자가 무거운 물건을 들어본 경험을 물어서 그 경험을 활용하는 것이 좋다.

셋째, 최면암시를 부여하여 양팔이 무거워서 점점 아래로 내려간다고 암시한다. '양 팔이 무겁습니다. 양 팔이 무겁습니다. 점점 더 무겁습니다. 점점 더 무겁습니다. 점점 더 무거워서 양 무릎 위로 내려갑니다. 양 무릎 위로 내려갑니다.'

넷째, 양 팔이 무릎 위로 내려가면 암시를 멈추고 다음 단계의 최면암시를 부여한다.

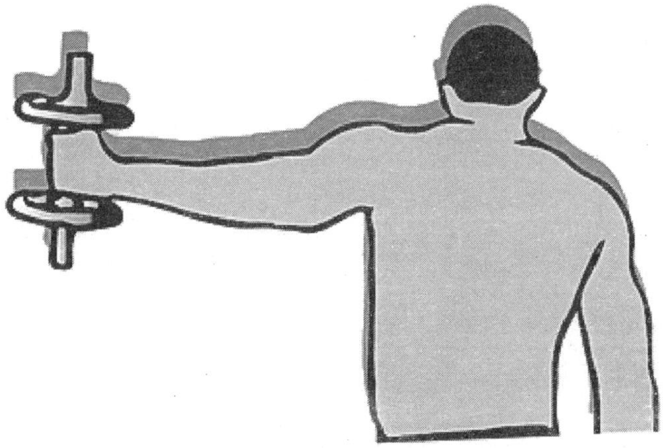

[그림 39] 손하강법

〈손 하강법 최면유도문〉

내담자를 안락의자 또는 의자에 편안하게 앉게 한다. 몸에 힘을 충분히 빼게 한 후 양팔을 뻗어서 수평이 되게 한다. 손바닥은 아래쪽을 향하게 한다. 기본적인 자세를 취하게 한 후에는 눈을 감도록 한다. 최면유도 전에 내담자가 가장 무겁게 들었던 물건이 무엇인지 물어서 최면유도에 활용한다.

자, 이제 편안하게 제 말에 주의를 집중합니다.
편안하게 제 말을 들을 때마다 지금 그렇게 된다고 생각합니다.
먼저, 숨이 들어오고 나아가는 느낌에 집중합니다.

숨이 천천히 몸 안으로 빨려 들어오고 천천히 나아갑니다.
천천히 빨려 들어오고 천천히 나아갑니다.
그렇게 천천히 들이마시고 내쉬는 것을 다섯 번 합니다.
숨이 들어올 때마다 우주와 자연의 가장 좋은 느낌들이 내 안으로 쭈욱 빨려 들어오고, 숨을 내쉴 때마다 내 안의 스트레스들이 쭈욱 빠져나간다고 생각합니다.
자, 이제 양 팔에 의식을 집중합니다.
양 팔에는 OO님이 과거에 들어보았던 책가방이 매달려 있습니다.
매우 무겁습니다. 매우 무겁습니다.
양 팔이 무겁습니다. 양 팔이 무겁습니다.
양 팔이 점점 더 무겁습니다. 양 팔이 점점 더 무겁습니다.
양 팔이 점점 무릎 위로 내려갑니다. 양 팔이 점점 무릎 위로 내려갑니다.
양 팔이 점점 더 내려갑니다. 점점 더 내려갑니다.
양 팔이 무릎 위에 내려왔습니다.
이제, 편안하게 깊이 휴식을 시작합니다. 편안해집니다. 편안해집니다.

양 팔이 무릎 위에 도달하면 다른 최면암시를 부여한다.

주의할 점은 내담자의 팔이 움직이는 것을 관찰하면서 최면암시를 부여해야 한다는 점이다. 내담자의 움직임과 상관없이 일방적인 암시를 부여하면 신뢰를 잃거나 저항이 발생할 수 있다.

6. 메트로놈 활용법

메트로놈은 악기의 박자를 조율할 때 사용하는 도구이다. 메트로놈을 활용한 최면유도법은 메트로놈의 단순히 반복되는 박자음인 '똑딱 똑딱' 소리를 최면유도에 활용한다.

이때 메트로놈의 박자는 1분에 50박자로 조정해놓으면 좋다. 과거에는 전통적으로 최면유도에 메트로놈을 직접 사용했지만 현재는 유튜브에서 '메트로놈 50'으로 검색하면 메트로놈 이미지와 함께 약 30분간 박자음이 반복되는 영상을 활용할 수 있다.

고정응시법은 눈의 시신경을 피로하게 자극하는 방법이라면 메트로놈 활용법은 귀의 청각신경을 자극해서 최면을 유도하는 방법이다. 메트로놈 50박자음을 들어보면 끊임없이 단순한 박자음이 반복되기 때문에 지루해지고 시간이 점점 흐름에 따라 졸음이 쏟아지는 것을 느낄 수 있다.

뇌는 단순한 것을 반복하고 지속할 때 피로해지고 휴식하려는 특성을 보인다. 우리는 일상생활에서도 단순한 작업을 반복하고 지속하면 지루해져서 피곤하고 졸음이 몰려오는 것을 경험한다.

이러한 경험은 또 하나의 청각적 관념을 형성하여 최면유도에서 그 청각적 관념을 자극하여 최면을 유도할 수 있는 것이다.

고전적 최면유도법에서는 실제로 고정응시법을 사용하면서 '잠이 온다. 잠이 온다.'라는 암시를 직접 사용했다고 한다. 그러나 이런 고전적 최면암시는 실제로 내담자가 잠에 빠져들게 되면서 그 후에 이어지는 치유작업에 방해가 되어 최근에는 사용하지 않게 되었다.

또한 고전적 최면에서는 메트로놈 박자음을 내담자에게 들려주면서 '잠이 온다. 잠이 온다.'와 같은 암시를 부여하여 잠에 빠져들게 유도하였다. 그러나 최면은 내담자가 잠에 빠지게 하는 것이 목적이 아니고 가수면상태 수준으로 뇌파를 떨어뜨려 의사소통이 가능한 수준으로 유도하는 것이 목적이다. 따라서 고전적인 최면암시인 '잠이 온다'는 암시는 현재는 사용하지 않고 있다.

메트로놈 활용법의 진행은 다음과 같다.

첫째, 내담자를 편안한 의자에 앉게 하고 가볍게 이완하도록 한다.

둘째, 눈을 감고 편안하게 휴식하게 한다.

셋째, 메트로놈 50박자음을 들려준다.

넷째, 최면암시를 부여한다. '박자음을 편안하게 집중해서 듣습니다. 박자음을 들을 때마다 점점 편안해집니다.', '점점 편안해집니다. 편안해집니다.'와 같은 암시를 반복하여 상태를 강화한다.

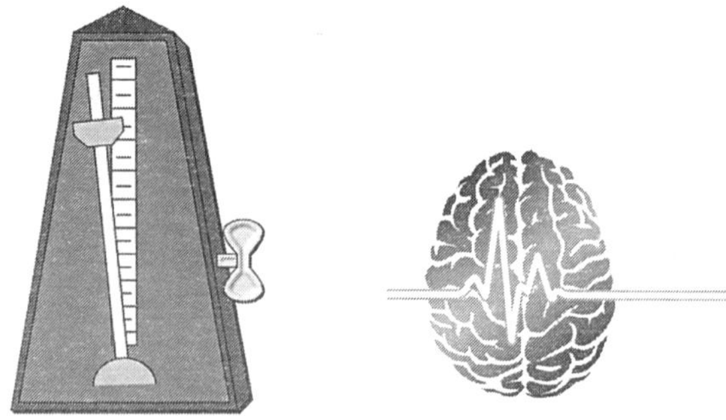

[그림 40] 메트로놈

〈메트로놈 활용법 최면유도문〉

내담자가 안락의자 또는 일반 의자에 편안하게 앉아서 몸을 최대한 이완하게 지시한다. 편안하게 눈을 감고 오직 귀로 메트로놈 박자음에 집중하도록 유도한다. 기본적인 자세가 준비되면 다음의 최면암시를 부여한다.

자, 이제 편안하게 박자음을 들으면서 제 말에 주의를 집중합니다.
편안하게 제 말을 들을 때마다 지금 그렇게 된다고 생각합니다.
먼저, 숨이 들어오고 나아가는 느낌에 집중합니다.
숨이 천천히 몸 안으로 빨려 들어오고 천천히 나아갑니다.
천천히 빨려 들어오고 천천히 나아갑니다.
그렇게 천천히 들이마시고 내쉬는 것을 다섯 번 합니다.
숨이 들어올 때마다 우주와 자연의 가장 좋은 느낌들이 내 안으로 쭈욱 빨려 들어오고, 숨을 내쉴 때마다 내 안의 스트레스들이 쭈욱 빠져나간다고 생각합니다.
자, 이제 양팔 양다리가 편안해집니다. 편안해집니다.
양팔 양다리가 편안해집니다. 편안해집니다.
마음이 점점 편안해집니다. 점점 편안해집니다.
양팔 양다리가 편안해집니다. 편안해집니다.
양팔 양다리가 편안해집니다. 편안해집니다.
마음이 점점 편안해집니다. 점점 편안해집니다.

이제 양팔 양다리가 매우 따뜻해집니다. 따뜻해집니다.
양팔 양다리가 매우 따뜻해집니다. 따뜻해집니다.
마음이 점점 편안해집니다. 편안해집니다.
양팔 양다리가 매우 따뜻해집니다. 따뜻해집니다.
양팔 양다리가 매우 따뜻해집니다. 따뜻해집니다.
마음이 점점 편안해집니다. 편안해집니다.
이제 편안한 느낌 속에서 몸도 마음도 깊이 휴식합니다.

내담자가 편안하게 이완되는 것을 살펴보면서 다음 단계의 최면유도로 넘어간다. 피암시성이 높은 내담자는 깊게 이완되어 잠에 빠지는 경우도 있다.

7. 심상법

심상법(心想法, imagery)은 인간의 상상력을 최면유도에 활용하는 방법이다. 즉 상상력을 활용하여 어떤 상징을 떠올려서 그 상징에 집중하게 유도하여 최면상태로 이끄는 최면유도기법이다.

고정응시법이 내담자가 외부의 물체에 시선을 집중하게 하여 최면을 유도하는 반면에 심상법은 내부의 상징에 시선을 집중하여 최면을 유도하는 기법이다.

심상법은 최면유도기법으로 활용될 뿐만 아니라, 최면상태에서 문제경험을 처리할 때도 치유기법으로 활용되므로 매우 중요하다.

내담자의 심리적 고통을 처리할 때 문제경험을 외부로 드러내는 외현화 방식을 적용할 것인지 내부로 집중해 처리할 것인지는 최면치유사 또는 심리상담사가 순발력있게 판단해야 한다.

대체로 최면 피암시성이 높은 경우라면 심상법을 활용한 내현화 방식을 적용하여 문제경험을 처리하는 것이 효과적이다.

다만 염두에 둘 것은, 외현화나 내현화 방식을 적용할 때, 내담자의 고통스러운 경험이 갑자기 의식화, 표면화되어서 내담자가 충격을 받는 일이 없도록 주의를 기울여야 한다는 점이다.

심상법은 내담자가 가장 좋아하는 꽃, 장소, 경치 등을 사전에 질문하여 알아낸 후에 최면유도에 활용하는 것이 좋다. 심상법은 최면유도를 시작할 때부터 내담자가 눈을 감고 시선을 내면의 상징에 집중하게 하기 때문에 시각, 청각, 촉각, 미각, 후각을 모두 활용하여 내적 경험이 충분히 이루어지도록 유도해야 한다.

내적인 심상에 집중이 깊어질수록 최면상태는 더 깊어진다. 따라서 최면치유사는 내담자가 상징에 더 실감나게 집중하고 경험할 수 있도록 최선을 다해야 한다.

내담자가 내면의 상징에 집중하여 최면이 깊어지는 반응은 눈꺼풀 겉으로 눈동자가 이리저리 움직이는 것으로 판단한다.

이러한 현상은 내담자가 눈을 감고 있지만 시각의 주의가 심상을 주시하며 따라다니기 때문에 나타난다. 이는 꿈을 꾸는 사람이 꿈속의 상징들을 시각적으로 주시하며 눈동자가 움직이는 반응이 나타나는 현상과 같은 것이다.

심상법의 진행은 다음과 같다.

첫째, 내담자를 편안한 의자에 앉게 하고 가볍게 이완하도록 한다.

둘째, 눈을 감고 편안하게 휴식하게 한다.

셋째, 내담자가 가장 좋아하는 상징을 떠올리게 지시한다.

넷째, 최면암시를 부여한다. 예를 들어, 빨간 장미꽃이라면 'OO님이 좋아하는 빨간 장미꽃을 바라봅니다. 바깥쪽의 색깔도 살펴보고 안쪽의 색깔도 살펴봅니다. 주위에 어떤 소리가 들리는지 귀 기울여봅니다. 꽃잎을 가볍게 만져봅니다. 향기를 맡아봅니다. 장미의 향기를 깊이 들이마셔봅니다.'와 같은 암시를 반복하여 상태를 강화한다.

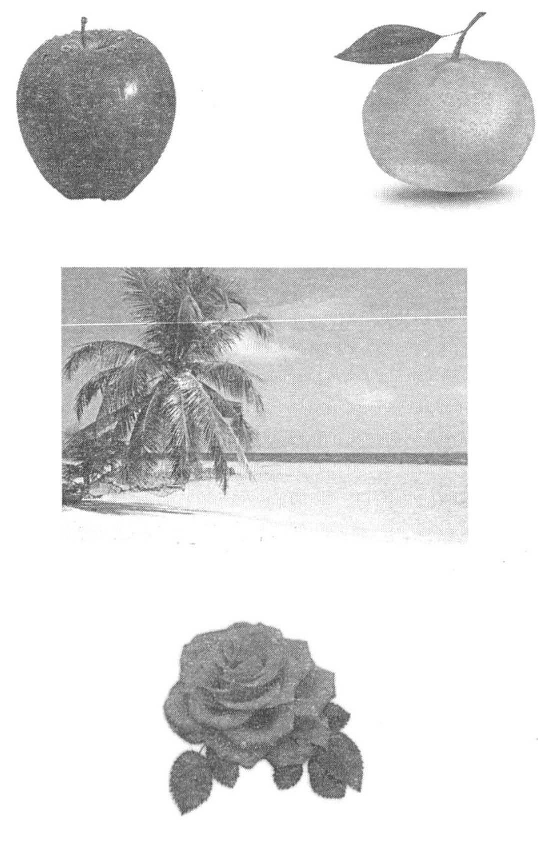

[그림 41] 심상법

〈심상법 최면유도문〉

내담자가 안락의자 또는 일반 의자에 편안하게 앉아서 몸을 최대한 이완하게 지시한다. 편안하게 눈을 감고 내담자가 가장 좋아하는 심상에 의식을 집중하도록 유도한다. 기본적인 자세가 준비되면 다음의 최면암시를 부여한다.

자, 제 말에 주의를 집중합니다.
편안하게 제 말을 들을 때마다 지금 그렇게 된다고 생각합니다.
먼저, 숨이 들어오고 나아가는 느낌에 집중합니다.
숨이 천천히 몸 안으로 빨려 들어오고 천천히 나아갑니다.
천천히 빨려 들어오고 천천히 나아갑니다.
그렇게 천천히 들이마시고 내쉬는 것을 다섯 번 합니다.
숨이 들어올 때마다 우주와 자연의 가장 좋은 느낌들이 내 안으로 쭈욱 빨려 들어오고, 숨을 내쉴 때마다 내 안의 스트레스들이 쭈욱 빠져나간다고 생각합니다.
자, 이제 마음의 상상을 통해 00님이 좋아하는 빨간 장미를 떠올립니다.
편안하게 빨간 장미를 바라보시기 바랍니다.
빨간 장미를 바라볼 때마다 마음이 점점 편안해집니다.
빨간 장미의 바깥쪽 꽃잎을 바라봅니다. 꽃잎들을 편안하게 살펴보십시오.
그리고 바깥쪽 꽃잎의 색깔과 안쪽의 색깔도 살펴봅니다.

이제 빨간 장미꽃에 가까이 다가가서 장미의 향기를 맡아봅니다.
독특한 장미의 향기를 깊숙이 빨아들여봅니다.
향기가 내 몸 안으로 빨려 들어올 때마다 몸과 마음이 편안해집니다.
이제 장미의 꽃잎을 살며시 만져봅니다.
장미꽃잎의 부드러운 촉감을 느껴봅니다.
장미꽃잎의 부드러운 촉감을 느낄 때마다 편안한 느낌이 전해집니다.
몸도 마음도 점점 편안해집니다. 점점 편안해집니다.

이제 편안한 느낌 속에서 몸도 마음도 깊이 휴식합니다.
편안하게 휴식할 때마다 몸은 깊은 휴식을 하게 됩니다.
편안하게 휴식할 때마다 마음은 완전한 자유와 평화를 느낍니다.

내담자가 편안하게 이완되는 것을 살펴보면서 다음 단계의 최면유도로 넘어간다. 피암시성이 높은 내담자는 눈동자가 계속 움직이는 것을 관찰할 수 있다.

8. 무찰법

무찰법(憮擦法, Effleurage)은 최면의 아버지라고 불리는 메스머(Fanz Anton Mesmer)가 최면을 유도하고 치유할 때 사용한 안수법(按手法) 또는 안찰법(按擦法)과 같은 방법이다. 다른 점이라면 메스머는 자석과 자기장을 활용하지 않고 손바닥을 이용한다는 점이다. 무찰법은 최면치유사가 내담자의 환부를 가볍게 누르며 치유암시를 부여하거나 신체의 부분 부분을 누르며 심신을 이완시키며 최면상태로 이끄는 방법이다. 이러한 방법은 기독교에서 안수기도할 때 머리 위를 손바닥으로 지그시 누르며 치유에 관련된 기도를 하는 것과 매우 흡사하다.

실제로 기독교 신약성경에는 예수가 환자들을 치료할 때 머리에 손을 얹고 병이 나을 것이라는 기도를 함으로써 치유하였다는 기사가 자주 발견된다. 이러한 기록을 보면 무찰법과 같은 방식의 치료는 수천 년 전부터 전승되어온 치유방식이라는 추정이 가능하다.

우리나라의 문화 속에서도 무찰법과 같은 전통을 쉽게 찾아볼 수 있다. 예로부터 우리 가정에서는 아이들이 배가 아플 때 엄마가 아이의 배를 가볍게 쓸어주며 '엄마 손이 약손이다'라는 말을 반복하면 실제로 아이의 배가 낫고 안정을 회복했다.

동서양을 막론하고 무찰법과 같은 치유방식은 매우 보편적인 문화로 전승되어 최면치유, 안마, 마사지, 각종 대체요법에 영향을 준 것으로 보인다. 앞서 설명한 바와 같이 무찰법은 손바닥으로 환부 또는 신체 부위를 지그시 누르며 치유암시를 부여하여 치유를 시도하거나 최면을 유도하는 방법이다.

무찰법은 매우 고전적인 최면유도기법으로서 현재에는 많이 사용하지는 않는다. 왜냐하면 현대인들은 남녀를 막론하고 자신의 신체에 타인의 손바닥이 접촉되는 것을 거부하는 경향이 있고, 무찰법의 사용은 최면유도의 시간이 길다는 단점이 있기 때문이다. 현재에는 고전적 최면유도기법인 무찰법보다는 언어를 기반으로 발달한 언어암시기법들이 보편적으로 사용되고 있다.

무찰법에 대한 최면유도과정은 다음과 같다.

첫째, 내담자를 편안한 의자에 앉게 한 다음 심신의 긴장을 이완하게 지시한다.

둘째, 눈을 감고 편안하게 휴식하도록 지시한다.

셋째, 가벼운 복식호흡을 유도한다.

넷째, 사전암시를 부여한다. '제가 OO님의 머리 위에 손을 대면 머리 속이 텅 빕니다.', '제가 OO님의 어깨 위에 손을 대면 어깨가 축 늘어집니다.'

무찰법은 위와 같은 방식으로 신체부위를 손바닥으로 부분부분 지그시 누르며 최면암시를 부여한다. 최면은 내담자가 최면을 받겠다는 사전 동의가 있을 때 유도되는 것이다. 그렇지만 심신의 고통으로 예민해서 내방한 내담자의 신체부위를 무찰법을 적용하여 접촉할 때 불쾌한 반응이 발생할 수 있다. 최면유도기법은 내담자가 거부감 없이 편하게 받아들일 수 있는 기법을 적용하는 것이 가장 좋다.

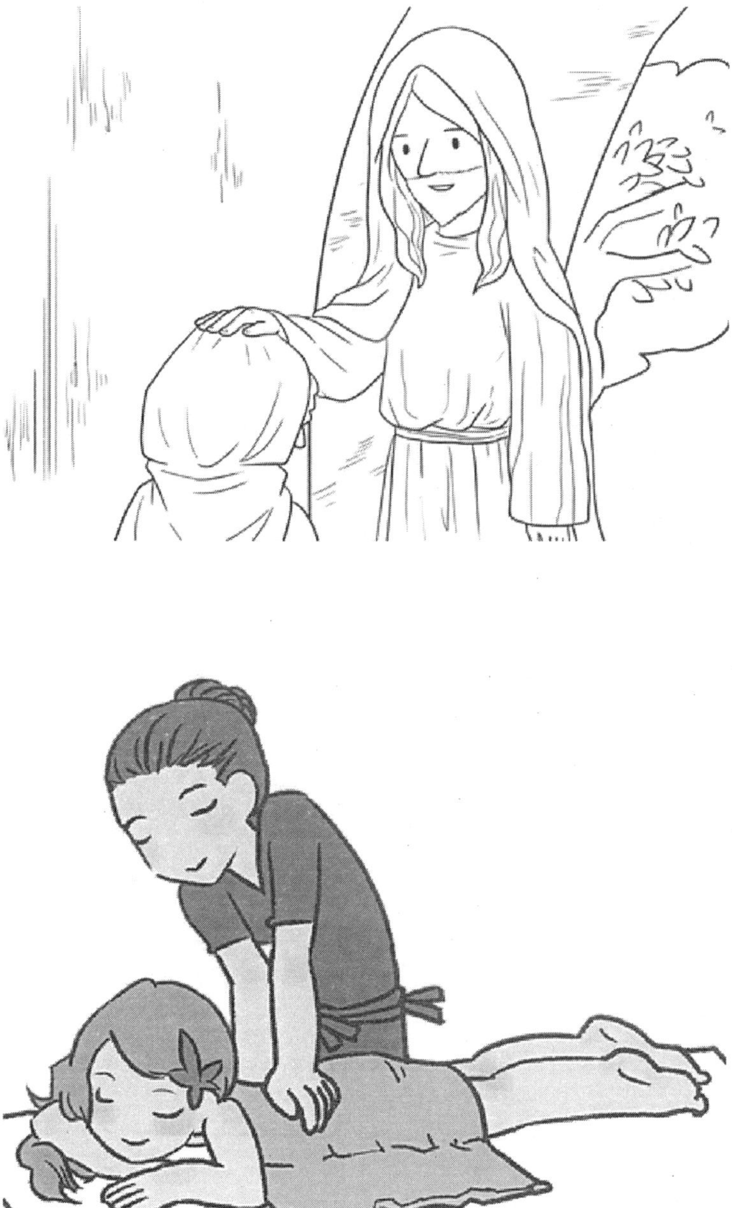

[그림 42] 무찰법

9. 신체이완법

신체이완법(身體弛緩法)은 슐츠박사의 자율훈련(AT)과 같이 신체의 부분을 체계적으로 이완하는 방식이다. 또한 점진적 신체이완기법이라고 불리는 이완법도 이와 마찬가지이다.

신체이완기법은 최면암시를 통해 신체의 부분 부분을 이완하여 궁극적으로 전신의 긴장이 완전히 이완되도록 유도하여 최면상태로 이끄는 방법이다.

가장 대표적인 신체이완기법인 슐츠박사의 자율훈련을 신체이완기법으로 진행하면 다음과 같다.

첫째, 내담자를 편안한 의자에 앉게 하고 가볍게 이완하도록 한다.

둘째, 눈을 감고 편안하게 휴식하게 한다.

셋째, 내담자가 복식호흡을 할 수 있도록 유도한다.

넷째, 최면암시를 부여한다. '왼팔이 매우 무거워집니다. 무거워집니다. 오른팔이 매우 무거워집니다. 무거워집니다.'와 같은 암시를 반복하여 상태를 강화한다.

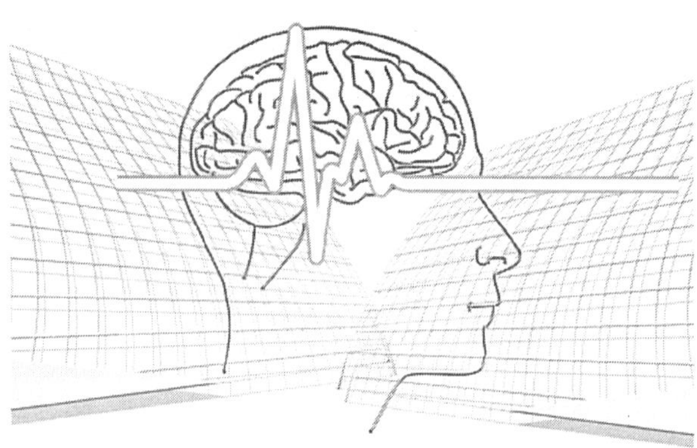

[그림 43] 신체이완기법

〈신체이완기법 최면유도문〉

내담자가 안락의자 또는 일반 의자에 편안하게 앉아서 몸을 최대한 이완하게 지시한다. 편안하게 눈을 감고 최면치유사의 최면암시에 집중하도록 한다. 기본적인 자세가 준비되면 다음의 최면암시를 부여한다. 진행순서는 중감훈련과 온감훈련은 왼팔, 오른팔, 양팔, 왼다리, 오른다리, 양다리, 양팔, 양다리의 순서로 진행한다. 그 후 호흡, 심장, 복부, 머리의 순서로 진행하고 마친다.

자, 제 말에 주의를 집중합니다.
편안하게 제 말을 들을 때마다 지금 그렇게 된다고 생각합니다.
먼저, 숨이 들어오고 나아가는 느낌에 집중합니다.
숨이 천천히 몸 안으로 빨려 들어오고 천천히 나아갑니다.
천천히 빨려 들어오고 천천히 나아갑니다.
그렇게 천천히 들이마시고 내쉬는 것을 다섯 번 합니다.
숨이 들어올 때마다 우주와 자연의 가장 좋은 느낌들이 내 안으로 쭈욱 빨려 들어오고, 숨을 내쉴 때마다 내 안의 스트레스들이 쭈욱 빠져나간다고 생각합니다.

〈중감훈련〉

자, 이제 왼팔에 의식을 집중합니다.
왼팔이 매우 무거워집니다.

왼팔이 매우 무거워집니다. 왼팔이 매우 무거워집니다.
마음이 점점 편안해집니다. 마음이 점점 편안해집니다.

오른팔이 매우 무거워집니다.
오른팔이 매우 무거워집니다. 오른팔이 매우 무거워집니다.
마음이 점점 편안해집니다. 마음이 점점 편안해집니다.

양팔이 매우 무거워집니다.
양팔이 매우 무거워집니다. 양팔이 매우 무거워집니다.
마음이 점점 편안해집니다. 마음이 점점 편안해집니다.

왼다리가 매우 무거워집니다.
왼다리가 매우 무거워집니다. 왼다리가 매우 무거워집니다.
마음이 점점 편안해집니다. 마음이 점점 편안해집니다.

오른다리가 매우 무거워집니다.
오른다리가 매우 무거워집니다. 오른다리가 매우 무거워집니다.
마음이 점점 편안해집니다. 마음이 점점 편안해집니다.

양다리가 매우 무거워집니다.
양다리가 매우 무거워집니다. 양다리가 매우 무거워집니다.
마음이 점점 편안해집니다. 마음이 점점 편안해집니다.

양팔 양다리가 매우 무거워집니다.
양팔 양다리가 매우 무거워집니다. 양팔 양다리가 매우 무거워집니다.
마음이 점점 편안해집니다. 마음이 점점 편안해집니다.

〈온감훈련〉

왼팔이 매우 따뜻해집니다.
왼팔이 매우 따뜻해집니다. 왼팔이 매우 따뜻해집니다.
마음 점점 편안해집니다. 마음이 점점 편안해집니다.

오른팔이 매우 따뜻해집니다.
오른팔이 매우 따뜻해집니다. 오른팔이 매우 따뜻해집니다.
마음 점점 편안해집니다. 마음이 점점 편안해집니다.

양팔이 매우 따뜻해집니다.
양팔이 매우 따뜻해집니다. 양팔이 매우 따뜻해집니다.
마음 점점 편안해집니다. 마음이 점점 편안해집니다.

왼다리가 매우 따뜻해집니다.
왼다리가 매우 따뜻해집니다. 왼다리가 매우 따뜻해집니다.
마음 점점 편안해집니다. 마음이 점점 편안해집니다.

오른다리가 매우 따뜻해집니다.

오른다리가 매우 따뜻해집니다. 오른다리가 매우 따뜻해집니다.
마음 점점 편안해집니다. 마음이 점점 편안해집니다.

양다리가 매우 따뜻해집니다.
양다리가 매우 따뜻해집니다. 양다리가 매우 따뜻해집니다.
마음 점점 편안해집니다. 마음이 점점 편안해집니다.

양팔 양다리가 매우 따뜻해집니다.
양팔 양다리가 매우 따뜻해집니다. 양팔 양다리가 매우 따뜻해집니다.
마음 점점 편안해집니다. 마음이 점점 편안해집니다.

〈호흡훈련〉

편안하게 호흡하고 있습니다.
편안하게 호흡하고 있습니다. 편안하게 호흡하고 있습니다.
편안하게 호흡하고 있습니다. 편안하게 호흡하고 있습니다.
마음이 점점 편안해집니다. 마음이 점점 편안해집니다.

〈심장훈련〉

심장이 조용히 규칙적으로 뛰고 있습니다.
심장이 조용히 규칙적으로 뛰고 있습니다.
심장이 조용히 규칙적으로 뛰고 있습니다.
심장이 조용히 규칙적으로 뛰고 있습니다.
심장이 조용히 규칙적으로 뛰고 있습니다.
마음이 점점 편안해집니다. 마음이 점점 편안해집니다.

〈복부훈련〉

복부가 매우 따뜻해집니다.
복부가 매우 따뜻해집니다. 복부가 매우 따뜻해집니다.
복부가 매우 따뜻해집니다. 복부가 매우 따뜻해집니다.
마음이 점점 편안해집니다. 마음이 점점 편안해집니다.

〈머리 훈련〉

머리가 맑고 깨끗해집니다.
머리가 맑고 깨끗해집니다. 머리가 맑고 깨끗해집니다.
머리가 맑고 깨끗해집니다. 머리가 맑고 깨끗해집니다.
마음이 점점 편안해집니다. 마음이 점점 편안해집니다.

이제 편안하게 깊이 휴식합니다.
내담자가 깊이 이완된 것을 확인하고 다음 단계의 최면을 유도한다.

제 11 장

최면 심화법

최면심화법은 기본적인 최면유도를 한 후에 필요에 따라 한 번 더 최면을 깊게 유도하는 방법이다. 최면심화법은 내담자가 호소하는 문제의 심각성에 따라, 기본적인 최면유도를 할 것인가 아니면, 더 깊은 수준의 최면으로 심화할 것인가를 판단한 후 사용한다.

또한 최면심화법은 최면 피암시성이 낮은 내담자의 경우에 기본적인 최면유도 후 한 번 더 심화할 필요가 있을 때 사용한다.

만약 최면 피암시성이 높은 내담자라면 기본적인 최면유도 후에 문제를 다루는 것이 오히려 좋다. 왜냐하면 피암시성이 높은 내담자에게 심화법을 적용하면 잠에 빠져버리기 때문이다. 이러한 판단은 최면치유사의 감각적 민감성과 임상경험을 통해 이루어져야 한다.

내담자가 최면유도를 몇 회기 이상 받게 되면 최면상태에 쉽게 빠져들기 때문에 초기 단계를 지나면 기본적 최면만 유도한 후 최면심화법를 사용하지 않고 바로 문제를 다루는 것이 좋다.

1. 수세기법

수세기법은 숫자를 거꾸로 세어가며 더 깊은 최면으로 유도하는 최면기법이다. 대체로 수세기법으로 최면을 심화할 때는 숫자 10에서 1까지 거꾸로 세며 최면암시를 부여한다.

앞서 설명한 바와 같이 심화법을 지나치게 긴 시간동안 진행하면 내담자가 잠에 빠져버리기 때문에 내담자의 피암시성 수준에 따라 적용하는 것이 좋다. 내담자의 피암시성이 높은 경우에는 숫자 5에서 1까지 거꾸로 세기도 한다. 수세기법의 진행과정은 다음과 같다.

〈수세기법 최면심화유도문〉

열, 몸도 마음도 더 깊은 휴식 속으로 쑤욱 들어갑니다.
아홉, 깊어집니다. 더 깊어집니다.
여덟, 편안해집니다. 더 편안해집니다.
일곱, 편안한 느낌 속으로 깊이 들어갑니다.
여섯, 깊어집니다. 더 깊어집니다.
다섯, 깊은 휴식 속으로 쑤욱 들어갑니다.
넷, 점점 더 깊이 휴식합니다.
셋, 깊이 깊이 휴식합니다.
둘, 편안해집니다. 편안해집니다.
하나, 편안한 느낌 속에서 깊이 휴식합니다.

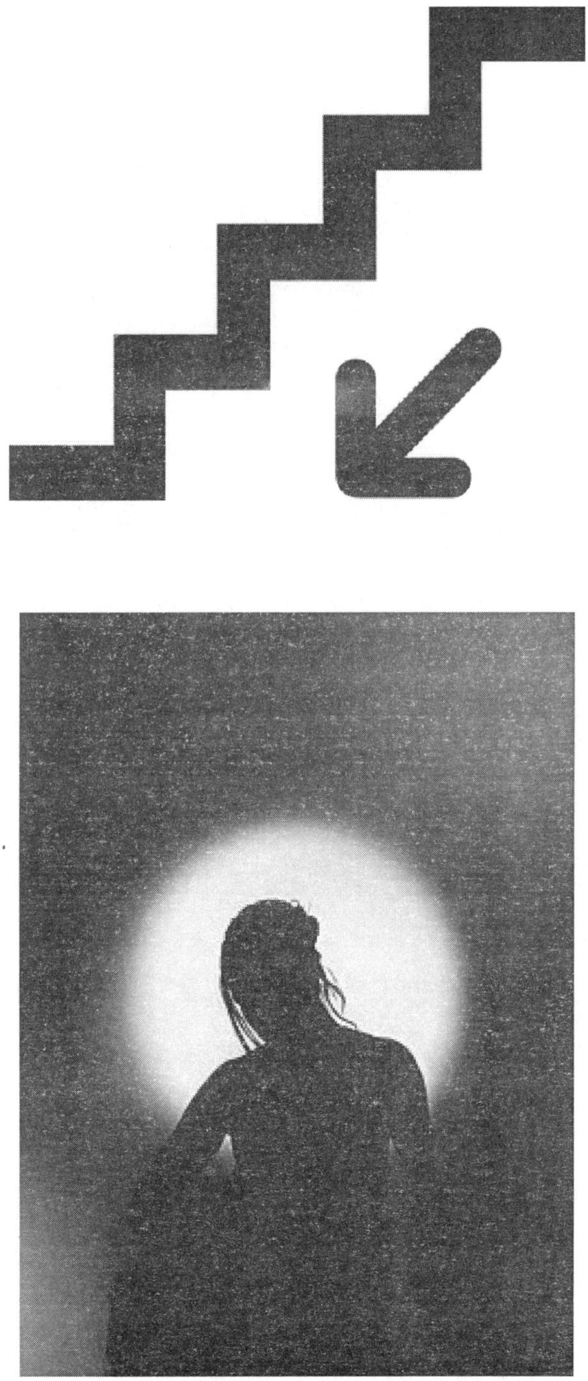

[그림 44] 수세기법

2. 분리법

분리법(dissociaton)은 내담자가 심리적 고통으로 과도하게 긴장하고 불안해서 기본적인 최면을 유도했는데도 심신이완이 충분하지 않을 때 사용한다. 분리법은 두 가지 경우에 사용된다. 첫째, 기본적 최면유도가 충분하지 않을 때 사용한다. 둘째, 최면유도 중에 내담자가 과거의 충격경험을 떠올려서 갑자기 공포반응을 보일 때 사용한다.

따라서 최면치유사는 내담자를 초기 면접했을 때 내담자가 과거에 어떤 병력이 있었는지 문제 경험이 있었는지를 충분히 파악하고 있어야 한다.

분리법을 최면심화법으로 적용하기 위해서는 내담자가 좋아하는 꽃, 경치, 사람, 편안한 장소, 추억들을 사전에 파악하여 최면유도에 활용해야 한다.

왜냐하면 최면치유사가 내담자가 좋아할 것으로 추측한 꽃을 분리법으로 사용했을 때 내담자로서는 싫어하는 꽃일 수 있기 때문이다. 분리법은 심상법의 진행과정과 동일하다. 다만 다소 짧은 시간을 적용하는 것이 좋다.

〈분리법 최면심화유도문〉

자, 이제 마음의 상상을 통해 00님이 좋아하는 빨간 장미를 떠올립니다.
편안하게 빨간 장미를 바라보시기 바랍니다.
빨간 장미를 바라볼 때마다 마음이 점점 편안해집니다.

빨간 장미의 바깥쪽 꽃잎을 바라봅니다.
꽃잎들을 편안하게 살펴봅니다.
그리고 바깥쪽 꽃잎의 색깔과 안쪽의 색깔도 살펴봅니다.
이제 빨간 장미꽃에 가까이 다가가서 장미의 향기를 맡아봅니다.
독특한 장미의 향기를 깊숙이 빨아들입니다.
향기가 내 몸 안으로 빨려 들어올 때마다 몸과 마음이 편안해집니다.
이제 장미의 꽃잎을 살며시 만져봅니다.
장미꽃잎의 부드러운 촉감을 느껴봅니다.
장미꽃잎의 부드러운 촉감을 느낄 때마다 편안한 느낌이 전해집니다.
몸도 마음도 점점 편안해집니다. 점점 편안해집니다.

이제 편안한 느낌 속에서 몸도 마음도 깊이 휴식합니다.
편안하게 휴식할 때마다 몸은 깊은 휴식을 하게 됩니다.
편안하게 휴식할 때마다 마음은 완전한 자유와 평화를 느끼게 됩니다.

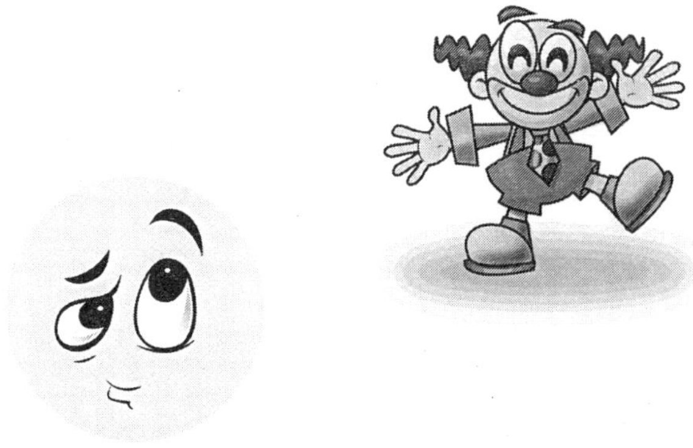

[그림 45] 분리법

3. 연합법

연합법(association)은 내담자의 최면 피암시성이 낮아서 기본적 최면유도 후 바로 이어서 최면을 심화할 필요가 있을 때 사용하는 방법이다.

최면의 원리 중에 분리와 연합은 매우 중요한 개념이다. 위에서 설명한 분리법은 심리상태, 최면상태가 좋지 않을 때 최면치유사가 순발력 있게 좋지 않은 상태에서 분리시켜 안정감을 갖게 하는 것이다.

반면에 연합법은 처음부터 내담자가 좋아하는 꽃, 경치, 사람, 편안한 장소, 추억을 파악해서 최면유도에 적극적으로 활용하는 방법이다. 어떤 심화법이든 내담자가 최면을 여러 차례 경험해서 최면상태에 잘 들어가면 사용하지 않는 것이 좋다.

최면은 경험이 누적됨에 따라 심신이완이 훈련되기 때문에 적정 수준의 최면유도가 되었다고 판단되면 문제를 다루는 단계로 넘어간다.

연합법도 심상법의 진행과정과 동일하다.

〈연합법 최면심화유도문〉

자, 이제 OO님이 여행을 갔을 때 보았던 맑은 호수를 떠올려보십시오.
맑고 투명한 호수의 물, 잔잔한 물의 표면을 바라보십시오.
맑고 투명한 호수를 바라볼 때마다 마음은 점점 편안해

집니다.
이제 호수 옆 산책길을 따라 천천히 걸어봅니다.
상쾌하고 신선한 공기를 깊이 빨아들여봅니다.
신선한 공기가 몸 안으로 빨려 들어올 때마다 기분이 매우 편안해집니다.
이제 주변 숲에서 들려오는 새들의 노랫소리를 들어봅니다.
아름다운 새들의 노랫소리를 들을 때마다 기분이 매우 편안해집니다.
이제 가장 편안한 장소에 앉아 편안하게 휴식합니다.
느긋한 여유와 자유 그리고 평화로움이 느껴집니다.
따스한 햇볕을 충분히 받으며 깊은 휴식을 시작합니다.
몸도 마음도 편안해집니다. 편안해집니다.

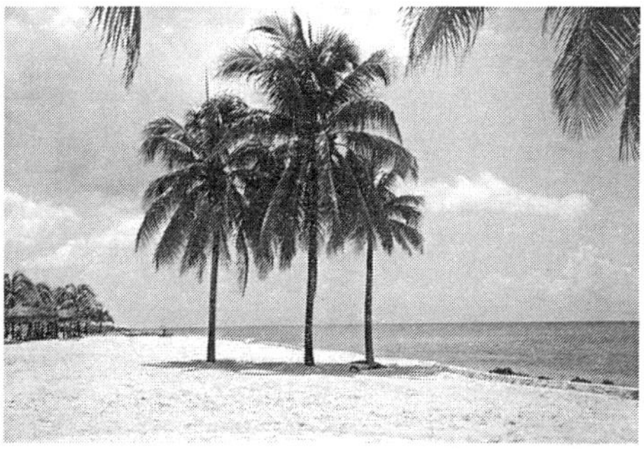

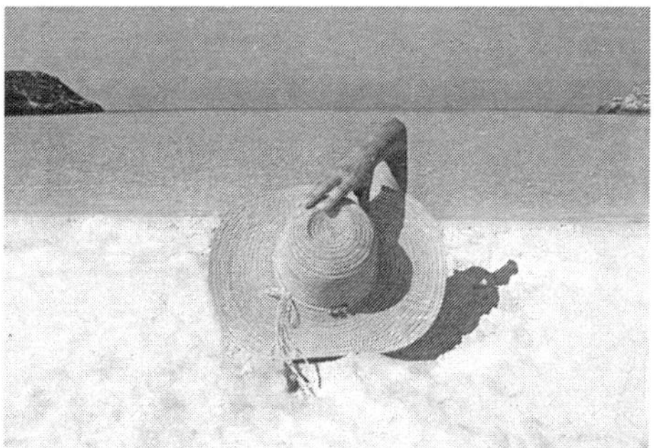

[그림 46] 연합법

4. 무조건적 긍정적 존중법

무조건적 긍정적 존중법(unconditional positive regard)은 미국 심리상담의 대가인 칼 로저스(Carl Rogers)가 주창한 인간존중상담의 핵심이다. 무조건적 긍정적 존중이란 한 인간을 있는 그대로 존중하는 태도를 말한다.

이를 위해서는 상대방의 말을 언어적, 비언어적으로 잘 경청하고, 일치적으로 반응하며, 공감적으로 이해하면서 상대방을 있는 그대로 수용해주어야 한다. 심리상담을 진행하거나 최면을 유도하는 과정에서 또는 문제다루기를 진행할 때면 종종 내담자의 심리적 고통, 부정적 감정이 표출되기 마련이다.

이는 억압된 감정이 정화(catharsis, 카타르시스, 淨化, 排泄)되는 치유과정의 정상적인 반응으로 매우 긍정적인 변화와 성과를 얻는 기회가 된다. 그러나 내담자에 따라서는 최면상태에서 감정이 통제할 수 없게 되어 눈물이 흐르거나 표정이 일그러지는 것에 매우 민망해 하여 최면상태가 깨지는 경우가 있다. 아쉬운 점은 심리적 고통이 발생할 정도로 강하게 억압된 감정이 정화되어 치유될 기회를 놓치고 다시 억압된다는 점이다.

최면치유사는 내담자가 보이는 언어적, 비언어적 반응을 민감하게 살펴서 치유가 충분히 될 수 있도록 있는 그대로를 존중하는 태도를 취해야 한다. 최면유도 또는 치유과정에서 내담자의 최면상태를 깨지 않고 더 심화하여 좋은 성과를 얻기 위해서는 다음과 같은 최면치유사의 반응이 필요하다.

만약, 내담자의 눈가에 눈물이 고이는 것을 보았다면 '지금

00님의 눈가에 눈물이 맺혔는데, 어떤 기억이 떠올랐는지 궁금합니다.', '지금 눈물이 흐르고 있는데 그 눈물이 말을 한다면 뭐라고 말하고 싶을까요?', '지금 눈물이 흐르고 있는데 이번 기회에 충분히 흐를 수 있도록 허용해주시면 좋겠습니다.'

이와 같이 심리상담 또는 최면치유과정에서 내담자가 보이는 변화를 있는 그대로 존중해주는 것은 최면치유사와 내담자 간에 깊은 신뢰관계를 형성하게 한다. 따라서 최면상태에서 머물며 더 깊은 심리적 문제를 다룰 수 있는 기회를 가질 수 있다.

특히 중요한 것은 무조건적 긍정적 존중과 함께 내담자가 힘들게 억압해온 심리적 고통, 장애, 방해물, 걸림돌에 해당하는 문제경험을 언어적으로 표현할 수 있도록 돕는 것이다.

무조건적 긍정적 존중과 함께 공감적 질문(empathic inquiry, 소암 이동식)은 더 중요하다. 공감적 질문이란 감정적 정화와 더불어 과거에 말하고 싶었으나 말하지 못하고 가슴 속에 고통스럽게 억압한 그 말을 할 수 있도록 하는 질문을 내담자에게 하는 것이다.

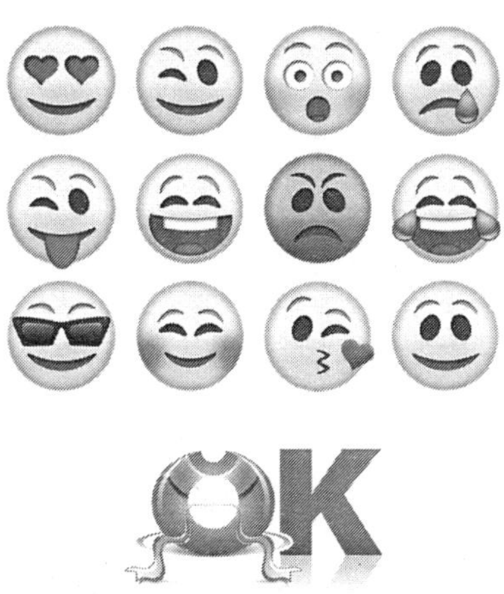

[그림 47] 무조건적 긍정적 존중법

5. 암시 휴지법

암시 휴지법(暗示休止法)이란 기본적인 최면유도를 통해 최면상태에 도달한 직후 내담자에게 잠시 휴식하는 시간을 허용하는 방법이다. 암시 휴지법은 내담자를 언어암시를 통해 최면을 유도하다가 말을 멈춤으로써 내담자의 최면상태를 더 심화하는 원리를 적용하는 것이다. 통상 암시휴지법은 최면유도 직후 2분~5분 이내가 적절하며 그 이상의 시간을 허용하면 내담자가 잠에 빠지거나 오히려 긴장할 수 있다. 최면상태에서 내담자는 계속 눈을 감고 있기 때문에 최면치유사가 완벽한 보호를 하고 있다는 깊은 신뢰가 유지되어야 한다.

너무 긴 시간동안 최면치유사와 내담자 간에 상호작용 또는 의사소통이 끊어지면 내담자는 불안해질 수 있기 때문에 주의해야 한다. 암시휴지법의 진행은 다음과 같다.

〈암시 휴지법 최면유도문〉

자, 이제 제가 3분간 말을 멈추고 있겠습니다.
제가 말을 멈추고 있는 동안 편안하게 깊이 휴식하시기 바랍니다.
3분 후에 다시 말을 건네도록 하겠습니다.
편안하게 휴식하시기 바랍니다.
(3분 휴식 후 최면유도문)
자, 이제 제 목소리에 편안하게 집중해주시기 바랍니다.
제 목소리가 들리면 왼손 엄지 손가락을 가볍게 올렸다

내려주십시오.

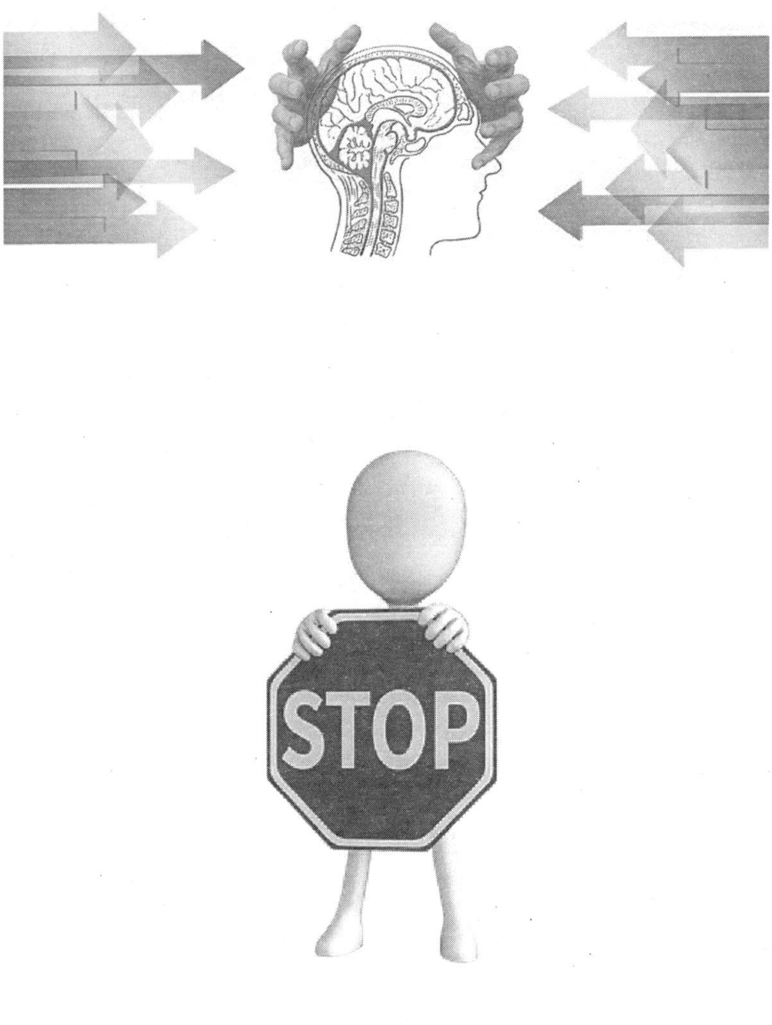

[그림 48] 암시 휴지법

6. 최면경험 듣기

최면경험 듣기는 최면상태에서 내담자의 반응을 살펴보기 위해서 사용하거나 최면치유 직후 내담자가 어떤 경험을 했는지 살펴보기 위해 사용한다.

최면경험 듣기를 통해서 최면치유사는 내담자가 최면과정에서 경험한 내용을 경청하며 공감해줌으로써 내담자와 깊은 신뢰관계를 형성하게 된다. 또한 내담자의 경험을 토대로 어떤 점을 주의하거나 보완할지 계획하여 최면유도와 최면치유를 더 심화할 수 있다.

최면진행 과정과 최면치유 과정에서도 내담자의 반응을 살피며 지금 어떤 경험을 하고 있는지 질문하여 상태를 이끌어 가야 한다.

가장 좋지 않은 예는, 내담자가 여러 가지 반응이나 변화를 나타냄에도 불구하고 반응을 살피지 않고 일방적으로 최면을 진행하는 것이다. 이런 일방적인 진행은 신뢰관계를 훼손하여 변화의 기회를 놓치게 한다. 최면경험 듣기의 진행은 다음과 같다.

〈최면경험 듣기〉

지금 00님이 숨 쉬기를 힘들어하는데 어떤 일이 일어나고 있나요?
지금 00님이 몸을 뒤척이고 있는데 어떤 불편이 있나요?
지금 00님이 얼굴이 붉어지고 있는데 어떤 일이 일어나고 있나요?
지금 00님이 눈물을 흘리고 있는데 어떤 일인지 말씀해 주실 수 있나요?

제12장

핵심 - 최면 영치유법

최면 영치유법(催眠靈治癒法, Hypnosis Spirit Healing; HSH)의 핵심은 최면상태에서, 사람에게 빙의된 빙의 영 또는 사람에게 접신된 무속신령을 치유하는 것이다. 빙의 환자 또는 무병환자가 호소하는 병증은 그 환자 고유의 병증이 아니다. 왜냐하면 빙의 병, 무병의 원인은 빙의 영과 무속신령이 생전에 앓았던 질환, 장애가 빙의환자나 무병환자의 심신 양면에 그대로 나타난 것이기 때문이다.

따라서 현대의학으로 환자를 검진해보면 증상은 인정할 수 있지만 검사결과는 정상으로 판명되는 경우가 허다하다. 또한 관찰된 증상을 기초로 의학적 치료를 시도하는 경우에도 전혀 변화가 없거나 조금 차도가 나타났다가 바로 재발된다고 호소하는 일이 발생한다.

이런 결과는 너무나 당연한 일로서 빙의 영이나 무속신령의 병, 장애에 무슨 의학적 처치가 효과를 낼 수 있을 것인가를 생각해볼 필요가 있다.

실제로 국내외의 빙의 병, 무병을 앓는 많은 수의 환자들이 해리성 정체감 장애(과거 다중인격장애) 또는 조현병(정신분열증)이라는 병명으로 정신과 약물치료를 장기간 받고 있다.

과연 영혼의 병에 MRI를 찍는다면 무엇을 발견할 수 있을 것인가? 영혼에 약물치료를 하면 어떤 결과가 나타날 것인가를 생각해보면 영적 장애에 대한 인식과 치료방법의 대전환이 필요하다는 것을 알 수 있다.

국내외의 정신의학계에서는 정신질환자들 중에 빙의 병, 무병, 신병 환자가 큰 비중을 차지하는 것으로 보고되고 있다. 그러나 영적 장애를 호소하는 환자들에게 적용하는 약물치료를 기반으로 하는 치료방식은 영혼이 질환의 원인이라는 점에서 볼 때, 한계가 있을 수밖에 없다.

앞으로 최면 영치유법은 정신의학자, 종교 영역의 치유전문가, 심리상담 및 치료사들의 영적 장애에 대한 인식과 치유방법을 크게 보완하여 더 좋은 성과를 얻을 수 있을 것으로 기대된다.

영적 장애에 대한 정신의학적 치료뿐만 아니라 종교영역에서 영적 장애를 치유할 때 사용하는 퇴마방식의 한계도 크게 보완하여야함을 앞서 설명한바 있다.

다시 말하지만 치유의 핵심은 환자를 치료하는 것이 아니라 빙의 영, 무속신령을 치유함으로써 빙의, 접신으로 고통 받는 빙의 병, 무병, 신병환자의 건강을 회복시킨다는 점이다.

어떤 분야의 치유전문가든지 항상 질문하고 답해야할 과제는 '원인이 무엇이고 결과가 무엇인가? 원인이 멈추면 결과가 멈춘다.'라는 대명제이다. 제4장에서는 최면 영치유법의 임상실기 주요 과정을 단계 별로 상술하겠다.

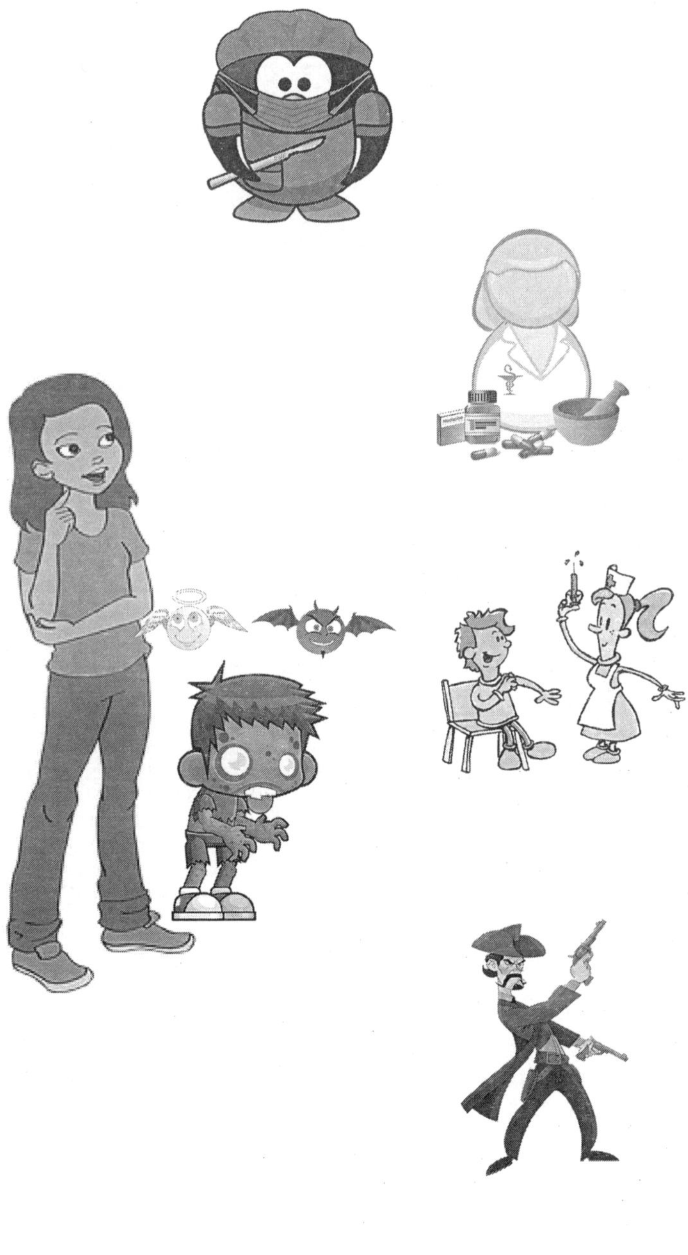

[그림 49] 빙의 영 어떻게 치유할 것인가?

1. 준비단계

(1) 내담자 초기 면접

내담자가 처음으로 최면치유를 위해 내방했을 때 그동안 어떤 문제로 힘들었는지 충분히 경청하고 분석하여 기록을 남겨야 한다. 기본적으로 내담자의 인적사항, 호소하는 문제, 고통, 장애, 병증에 대한 상세한 면접이 필요하다.

또한 내담자의 병력을 살펴보는 것도 필요하고, 어떤 치료들을 받았고 어떤 변화와 결과가 있었는지 살펴보아야 한다.

특히, 빙의병, 무병, 신병을 호소하는 내담자들의 가족병력, 비명횡사자가 있는지 꼭 살펴보아야 하고, 가족, 친인척, 윗대 어른들 중에 무속관련 일을 하시는 분이 있는지도 꼼꼼하게 살펴보고 기록하여야 한다.

빙의병, 무병, 신병과 같은 영적 장애로 인한 고통을 호소하는 내담자들은 개인적으로 심신 양면에 병증이 관찰될 뿐만 아니라 사회생활, 대인관계, 가족관계, 사업, 직업 등에 모두 문제가 발생하여 고통 받고 있는 경우가 많다.

영적 장애는 어느 날 갑자기 발생하는 경우와 장기적으로 고통이 지속되어온 경우가 있기 때문에 개인사(個人史)를 연대별로 정리하는 것도 중요하다. 이러한 기록들은 내담자의 병증, 고통, 장애를 정확히 분석하여 어떤 방식의 치유를 적용할지 판단할 때 도움이 되며, 치유작업 후 변화와 결과를 비교하여 확인하는 데 필요한 정보를 제공하게 된다.

(2) 신뢰관계 형성

영적 장애를 해결하고자 내방한 내담자들은 낯선 장소와 낯선 사람에 대한 긴장과 불안감이 있기 때문에 친절하게 맞이하여 편안한 느낌을 줄 수 있도록 배려해야 한다.

특히, 영적 장애는 장기간 각종 검진과 치료를 받아왔지만 재발되며 고통을 지속함에 따라 치료에 대한 실망이 크게 자리 잡고 있다.

이러한 문제 경험으로 인해 새로운 치유에 대한 기대가 낮거나, 반대로 최면을 활용한 치유라는 점에 지나치게 큰 기대를 갖는 경우가 있다. 따라서 그동안 내담자가 힘들고 실망해왔던 과정들을 경청하며 위로하는 동시에 최면 영치유를 통해 어떤 변화와 성과를 거둘 수 있는지 진지하고 솔직하게 설명해줄 필요가 있다. 최면에 대한 지나친 기대나 오해는 최면치유에 방해가 되기 때문에 기대는 적정한 수준으로 내려놓게 도와서 점진적 해결을 서로 계획하는 것이 좋다.

또한 최면을 마치 기적을 일으키는 마법처럼 생각하지는 않는지도 살펴보아서 최면이 과학적이고 합리적인 해결방법이라는 점을 설명해주는 것도 필요하다.

어떤 경우이든 내담자가 궁금해 하는 점들을 잘 경청하고 풀어주는 시간을 통해 내담자를 충분히 이해하고 지지, 격려해 나아가면 내담자는 심리적 안정감을 회복하며 치유사에 대한 신뢰감을 높일 수 있다.

(3) 최면치유과정 안내

최면치유과정에 대한 안내는 처음 최면을 받는 내담자에게 매우 중요하다. 내담자들은 최면에 대해 막연한 풍문 수준의 정보를 가지고 있는 경우가 많아서 최면에 대해 정확히 이해할 수 있도록 설명할 필요가 있다.

최면치유에 대한 이해를 돕기 위해 가장 좋은 방법은 최면에 대해 어떻게 알고 있는지 질문하는 것이다. 내담자에게 '최면에 대해 어떻게 알고 계신가요?'라는 질문을 하면 내담자는 나름대로 최면에 대해 알고 있는 정보를 말하게 된다. 이때 치유사는 잘 경청하였다가 올바른 이해를 할 수 있도록 최면에 대해 설명해주는 것이 좋다.

또한 내담자가 일반적 최면심리상담을 받기 위해 내방한 경우가 아닌 영적 장애를 해결하고자 내방했기 때문에 영적 장애를 어떤 과정을 통해 치유하는지 상세히 설명하여 이해할 수 있도록 돕는 것이 중요하다. 내담자에게 최면치유과정을 설명하고 이해를 돕는 것을 통해 내담자는 치유과정에 대한 마음의 준비를 하고 서로 협력하는 태도를 갖게 된다.

(4) 기도의 시간

영적 장애로 내방한 내담자들은 심신의 고통뿐만 아니라 영적인 불안과 공포에 사로잡혀 있는 경우가 많기 때문에 신앙생활을 하고 있다면 잠시 기도의 시간을 갖는 것도 좋다.

빙의병, 무병, 신병과 같은 영적 장애는 현대의학적 검진과 치료를 시도하여도 문제가 재발되고 지속됨으로써 개인의 힘이 매우 무력화된 경우가 많다. 따라서 치유사가 종교인이라면 내담자의 동의를 구해 진지한 기도의 시간을 함께 하는 동안 내담자는 깊은 안정감과 신뢰감을 가질 수 있게 된다. 이와 같이 기도의 시간을 갖는 이유는 영적 장애로 고통 받는 내담자들이 의학적 치료를 시도하다가 실망하여 최종적으로 종교와 종교 지도자의 치유를 받기 위해 찾아다니는 경우가 많기 때문이다.

기도는 종교적 환경이 아니어도 내담자 스스로 마음가짐을 새롭게 하는 의미에서라도 잠시 시간을 내어서 명상, 묵상하는 방식으로 진행해도 좋을 것이다.

(5) 최면실 환경

최면치유를 진행할 최면실은 가능하다면 별도로 만들어서 안정된 환경을 유지하는 것이 좋다. 영적 장애를 해결하기 위해 내방한 내담자들이 치유를 받는 시간동안 실내온도가 쾌적하고 안정감이 느껴지도록 배려해야 치유에 집중할 수 있다.

또한 조명도 위에서 눈으로 내리쪼이는 방식이 아니라 벽등과 같이 간접 조명으로 설치하여 최대한 최면에 집중하여 효과적인 치유시간이 되도록 한다.

최면실의 구성은 실내온도와 조명과 더불어 소음도 차단될 수 있는 시공이 필요하다. 이를 위해서는 시중에 판매하는 차음재, 방음재와 같은 인테리어 자재를 구입하여 벽, 천장, 문의 안쪽에 시공하여 외부의 소음에 방해받지 않도록 배려해야 한다.

최면실은 내담자와 사전에 동의를 구해 치유사 외에 내담자의 보호자나 치유조력자가 함께 머물 수 있게 하는 배려도 필요하기 때문에 공간도 적절해야 한다.

최면치유를 진행하기 전에 내담자와 보호자에게 최면실을 먼저 보여주는 것도 좋은데, 이를 통해 내담자와 보호자가 치유환경에 대해 신뢰하고 적응할 수 있게 된다.

2. 최면유도 예비단계

최면유도 예비단계에서는 내담자가 최면에 적응하면서 기본적인 심신이완이 될 수 있도록 유도한다. 주로 호흡법을 지도하며 최면치유사가 내담자의 반응을 이끌어가는 출발점이기 때문에 정성을 다해야 한다.

호흡법의 지도에서 중요한 점은 최면치유사의 최면유도 암시와 내담자의 호흡이 일치하도록 이끌어야 한다는 것이다. 내담자의 들숨과 날숨을 살피며 호흡법을 지도하면 내담자가 자신을 배려하는 느낌을 받아 초기 최면유도에 신뢰감과 안정감을 얻게 되기 때문이다.

최면은 집중에서 시작하여 집중을 잘하도록 돕는 과정이라고도 한다. 최면에서의 집중은 내담자의 의식을 심리내면에 집중시키는 것이 목적이며, 최면치유사가 정성을 다해 집중할 때 언어적, 비언어적 느낌과 태도가 내담자에 동조되고 공명된 결과이다. 최면유도 예비단계에서의 최면유도와 호흡법은 다음과 같이 지도한다.

〈최면유도와 호흡법〉

“자, 이제 눈을 감고 편안하게 깊이 휴식하겠다고 생각합니다.
아무 생각 없이 그저 편안하게 휴식을 하겠다고 생각합니다.
그리고 머리끝에서 발끝까지 온몸의 힘을 모두 뺍니다.
그러면 지금부터 호흡을 통해 몸과 마음을 이완시켜 나가도록 하겠습니다.

먼저, 자연스럽게 숨이 들어오고 나아가는 느낌에 집중합니다.
숨이 천천히 들어오고 천천히 나아갑니다.
숨이 천천히 들어오고 천천히 나아갑니다.

이제 의식을 숨이 들어오고 나아가는 코끝의 느낌에 집중합니다.
숨이 코끝으로 쭈욱 빨려 들어오고 천천히 나아갑니다.
숨이 코끝으로 쭈욱 빨려 들어오고 천천히 나아갑니다.

이렇게 숨을 들이 마실 때마다 우주와 자연의 가장 좋은 느낌들이 내 안으로 빨려 들어오고, 숨을 내쉴 때마다 내 안의 모든 스트레스들이 쭈욱 빠져나간다고 상상합니다.

숨이 깊이 빨려 들어오고 천천히 나아갑니다.
숨이 깊이 빨려 들어오고 천천히 나아갑니다.

마음이 점점 편안해집니다.
마음이 점점 편안해집니다.
자, 이제 자연스러운 호흡을 하면서 편안하게 쉽니다."

3. 동기부여

동기부여는 모든 일반상담과 영치유에서 매우 중요하다. 내담자에 대한 동기부여는 초기 면접을 통해 분석한 기록을 토대로 설정한 치유목표를 더 강화하기 위한 긍정적 의도를 포함한다.

내담자에 대한 동기부여는 치유목표를 달성하기 위해 치유사와 내담자가 서로 협력하자는 다짐이기도 하다.

최면 영치유는 치유사가 일방적으로 실력이나 능력 또는, 신통력을 발휘하는 과정이 아니기 때문에 내담자와 치유사는 긴밀하게 서로 협력해야한다.

특히, 최면 영치유의 동기부여는 매우 독특한 점이 있다. 그것은 빙의환자 또는 내담자만을 위한 동기부여가 아니라 빙의 또는 접신된 빙의 영, 무속신령에 대한 동기부여가 모두 이루어져야 한다는 점이다. 내담자와 영적 존재에 대한 동기부여는 다음과 같이 진행한다.

〈내담자와 영혼에 대한 동기부여〉

"이제 저는 00님이 힘들어했던 문제를 해결해 드리기 위해 모든 정성을 다하고자 합니다.

마음을 편안하게 하시고 제가 하는 말에 집중해주십시오.

00님은 그동안 두통, 복통, 악몽, 환청 그리고 가위눌림에 시달려 왔습니다.
이런 병증을 치료하기 위해 그동안 다양한 치료를 시도하였으나 다시 재발되며 장기간 고통을 받아왔습니다.
이제 저와 함께 최선의 노력을 다해 이러한 고통에서 벗어나 건강을 회복하시기를 기대합니다.

그리고 여기 00님에게 들어와 있는 영혼들도 제 말을 잘 들으십시오.
그동안 영혼들은 00님의 몸에 와서 생전에 앓았던 병들로 많은 고통을 겪었습니다.
그리고 본래 가야 했던 영혼의 세계로 가지 못하고 고통받아 왔습니다.
이제 00님과 제가 영혼들이 고통 받아왔던 몸과 마음의 병을 최선을 다해 치유하도록 하겠습니다.

혹시 생전에 다른 사람들과 원한이 맺힌 것이 있었다면 그 또한 풀고 떠날 수 있도록 도와드리겠습니다.
이제 제가 최면을 유도하는 동안 00님과 함께 깊이 휴식하시기 바랍니다.
그리고 정성스러운 마음으로 기도하고 계시다가 풀지 못한 것이 무엇인지 제가 묻거든 원하는 바를 말하시기 바랍니다.

00님과 함께 정성을 다해 들어드릴 것입니다.

지금은 00님과 영혼에게 아주 좋은 기회입니다.
00님의 몸에 들어와 있는 영혼들은 병을 치유하고 원을 풀고 영혼의 세계로 떠날 수 있는 아주 좋은 기회입니다.
지금은 00님과 영혼에게 아주 좋은 기회입니다."

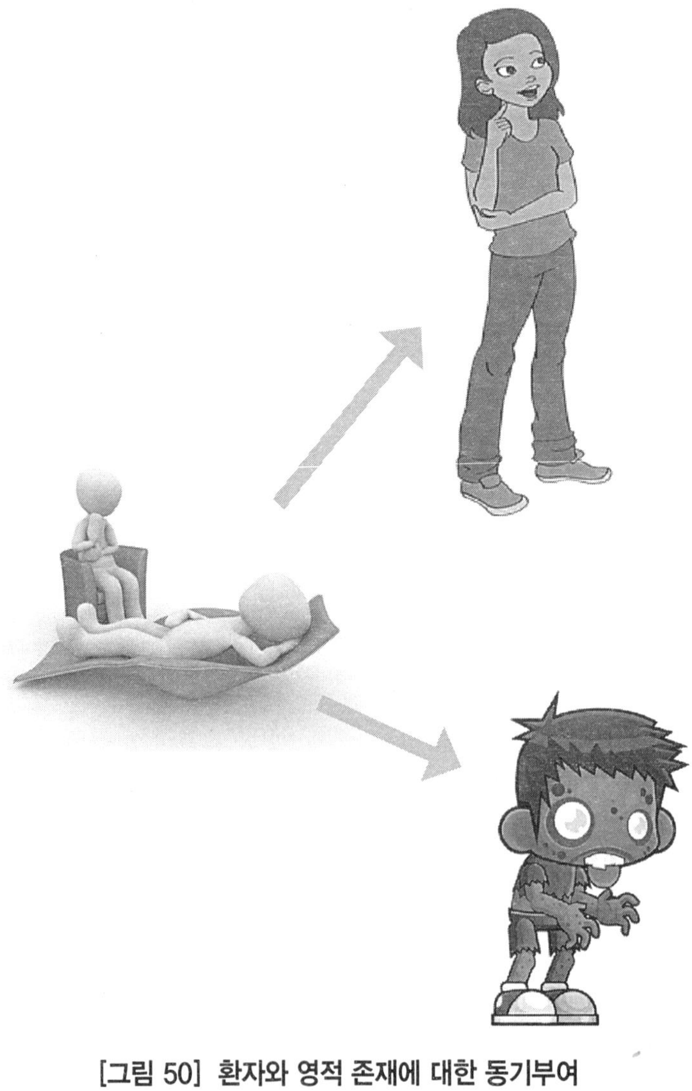

[그림 50] 환자와 영적 존재에 대한 동기부여

4. 최면유도–폐안법

내담자가 안락의자 또는 간이침대에 편안하게 누워서 턱을 목 쪽으로 고정하도록 지시한다. 내담자의 눈 앞 약 50cm 정도의 거리를 두고 수정구, 펜줄럼, 반짝이는 구슬과 같은 물체를 응시하도록 지시한다. 폐안법은 내담자의 시신경을 최대한 피로하게 하여 최종적으로 시신경을 마비시키는 수준까지 진행한다.

내담자의 피암시성이 높고 낮은 정도에 따라서 적절한 시점에서 눈을 감도록 지시한다. 적절한 시점이란 어느 정도 피로감이 심화되어 눈물이 고이고, 충혈이 되면서 눈을 깜박일 때를 의미한다. 이때 내담자에게 눈을 감으라고 지시하여 다음 단계로 넘어가도록 한다.

〈폐안법 유도문〉

"자, 편안하게 제 말에 다시 주의를 집중합니다.
이제 천천히 눈을 뜨셔서 앞의 구슬을 바라보십시오.

구슬의 반짝이는 빛을 집중해서 바라봅니다.
천천히 구슬을 따라 시선을 최대한 위쪽으로 이동합니다.

구슬이 잘 보이시나요?
구슬이 잘 보이면 그 위치에서 계속 바라봅니다.

눈꺼풀이 무거워집니다.
눈꺼풀이 무거워집니다. 무거워집니다.
눈꺼풀이 무거워집니다.
점점 더 무거워집니다. 무거워집니다.

눈이 점점 더 피로해집니다.
눈이 점점 더 피로해집니다. 점점 더 피로해집니다.

눈이 깜박입니다.
눈이 깜박입니다. 눈이 자주 깜박입니다.

눈을 뜨고 있기 힘듭니다.
눈을 뜨고 있기 힘듭니다. 점점 더 눈을 뜨고 있기 힘듭니다.

자, 이제 천천히 눈을 감고 제 목소리에 집중합니다."

5. 점진적 신체이완기법

점진적 신체이완기법은 최면암시를 통해 신체의 부분 부분을 이완하여 궁극적으로 전신의 긴장이 완전히 이완되도록 유도하여 최면상태로 이끄는 기법이다. 폐검법을 통해 내담자가 눈을 감게 되면 더 깊은 이완의 단계로 최면을 유도한다. 점진적 신체이완기법은 다음과 같이 진행한다.

〈점진적 신체이완기법의 최면유도문〉

“자, 이제 의식을 머리 위쪽에 집중합니다.

그곳에 신비스러운 빛이 있다고 상상합니다.
그 신비스러운 빛이 내 머리 위쪽에서 빛나고 있습니다.
잠시 후 그 신비스러운 빛이 머리 위쪽으로 흘러내려 머리 위쪽 피부를 비출 것입니다.

신비스러운 밝은 빛이 흘러내릴 때마다 몸도 마음도 더 깊은 휴식 속으로 빠져든다고 생각합니다. 더 깊은 휴식 속으로 빠져든다고 생각합니다.

이제 신비스러운 밝은 빛이 머리로 흘러내립니다.
머리의 힘이 모두 빠지고 머릿속이 편안해집니다.
머리의 힘이 모두 빠지고 머릿속이 편안해집니다.

이마로 흘러내립니다.
두 눈으로 흘러내립니다.
코로 흘러내립니다.
입으로 흘러내립니다.
양 귀로 흘러내립니다.
얼굴 전체가 신비스러운 빛에 감싸여 편안해집니다.

그 신비스러운 빛은 목으로 흘러내립니다.
목이 편안해집니다.

이제 양 어깨로 흘러내립니다.
어깨의 긴장과 힘이 모두 빠지고 근육이 풀려 느슨해집니다.
어깨에서 양팔로 흘러내립니다. 양팔이 편안해집니다.
가슴으로 흘러내립니다. 가슴이 편안해집니다.
이제 신비스러운 빛은 복부로 흘러내립니다. 복부가 편안해집니다.

이제 그 신비스러운 빛은 등으로 흘러내립니다.
등의 근육과 척추가 편안해집니다.
허리로 흘러내립니다. 허리가 편안해집니다.
엉덩이로 흘러내립니다. 엉덩이의 근육이 편안해집니다.

이제 신비스러운 빛은 허벅지로 흘러내립니다.
허벅지의 근육이 풀리고 편안해집니다.
종아리로 흘러내립니다. 종아리의 근육이 풀리고 편안해집니다.

이제 그 신비스러운 빛은 양발로 흘러내립니다.
신비스러운 빛은 양발과 발가락을 통해 모두 빠져나갑니다.
근육이 모두 풀리고 편안해집니다. 편안해집니다.

마음이 점점 편안해집니다. 마음이 점점 편안해집니다."

6. 최면심화법–수세기법

수세기법은 숫자를 거꾸로 세어가며 더 깊은 최면으로 유도하는 최면기법이다. 수세기법으로 최면을 심화할 때는 숫자 10에서 1까지 거꾸로 세며 최면암시를 부여한다.

최면 영치유를 진행할 때는 반드시 최면심화법을 통해 더 깊은 단계의 최면상태로 이끌어야 한다. 수세기법의 진행과정은 다음과 같다.

〈수세기법 최면심화유도문〉

열, 몸도 마음도 더 깊은 휴식 속으로 쑤욱 들어갑니다.
아홉, 깊어집니다. 더 깊어집니다.
여덟, 편안해집니다. 더 편안해집니다.
일곱, 편안한 느낌 속으로 깊이 들어갑니다.
여섯, 깊어집니다. 더 깊어집니다.
다섯, 깊은 휴식 속으로 쑤욱 들어갑니다.
넷, 점점 더 깊이 휴식합니다.
셋, 깊이 깊이 휴식합니다.
둘, 편안해집니다. 편안해집니다.
하나, 편안한 느낌 속에서 깊이 휴식합니다.

7. 영적 존재의 탐색

(1) 영적 존재의 반응

내담자에게 빙의된 영혼 또는 접신된 무속신령을 찾아내는 과정은 매우 중요하다. 왜냐하면 내담자의 빙의병, 무병, 신병을 일으킨 원인이 바로 영혼이기 때문이다. 따라서 빙의 영과 무속신령을 찾는 단계는 최면치유사의 모든 감각을 최대한 집중하여 내담자에게 발생하는 어떤 작은 반응이라도 주의 깊게 살펴봐야 한다.

최면 영치유 과정에서 빙의 영이 나타날 때의 반응은 매우 다양해서 임상경험이 충분하지 않을 때는 치유의 기회를 놓치게 된다. 내담자에게 나타나는 빙의 영, 무속신령의 반응은 다음과 같다.

'손가락이 꼼지락거린다. 팔이 움찔거린다. 어깨가 들썩거린다. 발이 움찔거린다. 다리가 들썩거린다. 얼굴에 경련이 일어난다. 얼굴이 일그러진다. 입을 삐죽인다. 알아듣기 어려운 소리를 낸다. 갑자기 알아들을 수 없는 말을 한다. 히죽 히죽 웃는다. 내담자가 평소에 아프다고 호소한 환부에 통증이 심하게 나타나며 몸을 비튼다. 몸 전체에 경련이 발생한다.'

이 밖에 최면 영치유 과정에서 내담자에게 나타나는 빙의 영, 무속신령의 반응은 매우 다양해서 표준화해서 '이것이다'라고 말하기 어려울 지경이다. 핵심은 내담자에게 나타나는 반응은 빙의 영, 무속신령의 생전 질환, 장애라는 인식과 관점에서 바라보고 대처해야한다는 점이다.

(2) 영적 존재 탐색 최면암시법

최면 영치유 과정에서 가장 중요한 단계는 기본적으로 최면유도단계이며, 최면유도가 잘 되어서 최면상태에 도달해야 한다. 그 다음이 빙의 영, 무속신령이 어디에 있는지 탐색하는 단계이다. 이 단계에서 빙의 영이나 무속신령을 찾아내면 내담자가 고통 받던 다양한 심신질환들을 해결할 수 있는 중요한 기회를 얻을 수 있다.

내담자에게 빙의 또는 접신된 영적 존재를 탐색하는 방법은 신체축소 암시, 투시암시, 직접 대화하기, 손가락 신호법, 협조영 활용하기 등이 있다.

① 신체축소 암시

신체축소 암시는 깊은 최면상태에서 최면암시를 통해 내담자의 작은 분신을 형상화하는 방법이다. 최면암시에 의해 유도된 작은 분신을 통해 내담자에게 빙의 또는 접신된 영적 존재를 탐색한다. 신체축소 암시는 다음과 같이 진행된다.

〈신체축소 최면유도문〉

'이제 제가 다섯에서 하나까지 세면 00님의 몸이 점점 줄어들어 개미처럼 작은 몸이 하나 만들어집니다. 그 개미같이 작은 몸은 얼굴 앞쪽에 빛 속에 싸여서 허공에 떠 있게 됩니다.

자, 집중하십시오.

다섯, 작아집니다. 넷, 셋, 둘, 하나.

개미처럼 작아진 몸은 제가 신호를 하면 00님의 본래의 몸 안으로 들어가 몸 안을 관찰할 수 있습니다.'

② 투시암시

투시암시는 내담자가 깊은 최면상태에 도달했을 때 최면암시를 통해서 내담자가 자신의 몸을 구석구석 살펴볼 수 있도록 암시하는 방법이다. 최면암시는 내담자가 안정감을 유지할 수 있도록 주의하며 진행한다. 투시암시를 할 때는 볼 수 있다는 암시와 함께 할 수 있다는 지지와 격려의 암시를 부여한다. 투시암시는 다음과 같이 진행한다.

〈투시암시 최면유도문〉

'자, 이제 제 말에 집중하십시오.
그리고 제가 부여하는 최면암시가 지금 이루어진다고 생각합니다.

이제 의식을 집중하셔서 마음의 눈으로 몸을 살펴보겠다고 생각합니다.
편안하게 머릿속 왼쪽을 들여다보시기 바랍니다.
잘 볼 수 있고, 보이는 것을 저에게 말할 수 있습니다.
머릿속에 있는 어떤 것이든 보이는 것을 저에게 말해주십시오.
무엇이 보입니까?

평소에 아팠던 부분을 더 자세히 살펴봅니다.'

③ 직접 대화하기

직접 대화하기는 내담자가 깊은 최면상태에 도달했을 때 빙의 또는 접신된 내담자의 몸에 이상한 반응, 태도, 행동, 음성들이 나타났을 때 사용한다. 앞서 설명한 바와 같이 빙의 또는 접신된 내담자가 최면상태에 도달했을 때 다양한 이상 반응이 나타난다. 다시 한 번 이상반응의 예를 살펴보면 다음과 같다.

'손가락이 꼼지락거린다. 팔이 움찔거린다. 어깨가 들썩거린다. 발이 움찔거린다. 다리가 들썩거린다. 얼굴이 경련이 일어난다. 얼굴이 일그러진다. 입을 삐죽인다. 알아듣기 힘든 소리를 낸다. 알아들을 수 있는 말을 갑자기 한다. 히죽 히죽 웃는다. 내담자가 평소에 아프다고 호소한 환부에 통증이 심하게 나타나며 몸을 비튼다. 몸 전체에 경련이 발생한다.'

최면치유사는 내담자에게서 위와 같은 이상반응이 나타나면 직접 대화하기를 시도하는 것이 좋다. 이상반응이 나타났을 때 직접 대화하는 방법은 다음과 같다.

〈직접 대화하기 최면유도문〉

'자, 이제 가슴 속을 바라봅니다.
무엇이 보입니까?
사람의 모습이나 어떤 형상이 있다면 말합니다.
무엇이 보입니까?'

이렇게 최면을 진행하는 동안에 위에 열거한 이상 반응이 나타나면 바로 다음과 같은 대화를 시도한다. 대화를 시도할 때는 이상 반응이 나타나는 것을 언급하면서 그 위치에 누가 있는지 물어본다.

'지금 아파서 고통스러워하는데, 어디가 아프세요?'
'가슴을 들썩이며 뒤틀고 있는데, 가슴이 아프신가요?'
'자, 저에게 말하세요. 아프지 않도록 도와드리겠습니다.'

어떤 영적 존재에 따라서는 발견된 것에 대해 몹시 당황하여 대화에 응하지 않으려는 경향이 있다. 이때에는 내담자를 통해 중계하며 대화에 응하도록 유도하는 것이 좋다.

④ 손가락 신호법

손가락 신호법은 관념운동 반응(이데오모터, ideomotor)을 활용하여 영적 존재를 탐색하는 방법이다. 앞서 설명한 신체축소 암시, 투시암시, 직접 대화하기는 최면피암시성과 최면감수성이 높은 경우에 적용하기 좋은 방법이다. 그러나 내담자의 건강상태가 좋지 않거나 최면피암시성과 최면감수성이 낮을 때는 앞의 방법을 적용하기 어려운 경우가 있다. 관념운동 반응은 최면상태에서 최면암시를 부여할 때 일어나는 잠재의식 또는 무의식적 반응을 통해 빙의 또는 접신된 영적 존재가 있는지 여부를 확인하는 방법이다. 특히, 내담자에 따라서는 오감 중에 시각적 정보에 대한 인식이 잘 안 되는 경우에 손가락 신호법을 사용할 필요도 있다. 손가락 신호법의 진행은 다음과 같다.

〈손가락 신호법 최면유도문〉

'여기 00님의 무의식에 질문합니다.
00님의 몸 안에 영적 존재가 들어와 있다면 왼손(오른손) 엄지 손가락을 위로 쭈욱 올려줍니다.'

'여기 00님의 무의식에 질문합니다.
00님의 몸 안에 영적 존재가 들어와 있지 않다면 왼손(오른손)엄지 손가락을 위로 쭈욱 올려줍니다.'

⑤ 협조 영 활용방식

협조 영 활용방식은 내담자의 몸에서 발견된 영적 존재 중에 의사소통이 잘되는 영적 존재를 통해 내담자에게 빙의 또는 접신된 영적 존재를 탐색하는 방식이다.

내담자에게 빙의 또는 접신된 영적 존재는 대체로 1명 이상이어서 세밀하게 반복해서 탐색할 필요가 있다.

협조 영의 선택은 다음과 같이 한다. 첫째, 처음 대화가 잘 진행된 영적 존재, 둘째, 최면치유사가 도움을 요청해봤을 때 협조적인 영적 존재, 셋째, 영적 존재의 이력을 살펴봤을 때 집안의 어른 영, 연장자 영을 활용하여 협력한다.

협조 영을 만들면 이후에 진행되는 치유과정에 많은 도움이 된다. 협조 영에 대해서는 특별히 그가 호소하는 모든 병증들을 완전히 치유해주는 것이 좋다. 왜냐하면 협조 영의 병증이 남아있으면 의사소통에 어려움을 겪기 때문이다.

협조 영 활용을 위해서는 빙의 영 또는 무속신령이 발견된 후에 영적 존재와 의사소통하며 영치유 과정에서 협조해줄 의사가 있는지 확인해야 한다. 따라서 협조 영과의 관계를 좋게 형성할 필요가 있다. 최면 치유사와 협조 영과 관계를 맺을 때는 우리가 일상생활 속에서 대인관계하는 방식, 의사소통하는 방식과 동일한 입장과 태도로 영적 존재와 상호작용해야함을 명심해야 한다.

만약 퇴마방식처럼 영적 존재에 대해 공격적 태도와 행위를 한다면 어떤 협조도 기대하기 어려울 뿐만 아니라 심각한 저항에 직면하게 된다.

아무리 합리적이고 과학적인 치유방식을 적용한다고 하여도 영적 영역, 영적 존재에 대해서 우리가 알 수 있는 정보는 매우 제한적일 수밖에 없다.

영적 존재에 대해 치유사가 주의해야 하는 이유는 낯선 장소에 여행을 가서 만나는 낯선 사람에 대해 우리가 어떤 마음과 태도와 행동을 보이며 의사소통하고 상호작용하는지를 생각해 보면 이해할 수 있을 것이다.

⑥ 영적 존재 탐색 순서

빙의 병, 무병으로 고통 받는 내담자의 몸에서 영적 존재를 탐색하는 순서는 획일적으로 말하기는 어렵다. 왜냐하면 최면 영치유 과정에서 어느 순간 영적 존재가 내담자에게서 여러 반응으로 나타날 수 있기 때문이다.

심지어 최면감수성이 매우 높은 내담자인 경우에 앞서 설명한 최면 유도법 중 매우 단순한 폐안법을 유도하는 도중에 영적 존재가 나타나 이상 반응을 일으키기도 한다.

이러한 일은 매우 빈번하게 발생하기 때문에 최면 치유사는 항상 언제든 적절히 대처할 수 있는 마음의 준비를 하고 있어야 한다.

영적 존재를 탐색하는 순서는 다음과 같다.

첫째, 몸 안을 샅샅이 살핀다. 이러한 방식은 머리에서 발끝까지 모두 살펴봐야 한다는 의미이다. 영적 존재에 따라서는 빨리 자신의 정체를 드러내어 도움을 받으려는 경우도 있지만 끝까지 숨어서 남아있으려는 경우도 있다. 또한 검사 중에 발견되면 무척 당황해하며 여기저기로 도망다니고 숨는 것을 지속하기도 한다.

빙의 영은 내담자의 몸 안에서 도망 다닐 뿐만 아니라 몸 밖으로 도망가서 숨어 있다가 치유작업이 끝나면 다시 들어오는 경우도 있다.

무속신령은 자신의 위력을 과시하면서 저항하는 경우도 있기 때문에 매우 신중한 태도를 취할 필요가 있다. 이러한 특성들로 인해 영적 존재 탐색은 한 번에 마치기 보다는 여러 차례에 걸쳐 최면유도와 탐색을 반복할 필요가 있다.

둘째, 특별히 내담자가 호소하는 병증이 나타나던 부분을 집중적으로 살펴본다. 빙의 병, 무병으로 고통 받는 내담자들은 신체에 병증이 있음을 호소한다. 예를 들어, 두통이 있다고 호소할 때 신경과에서 영상촬영, 뇌파검사 등을 해봐도 정상이라고 한다.

또 다른 예로 내담자가 위장병으로 통증을 호소하여 내과에서 검사를 받아보면 이상이 없는 것으로 결과가 나타난다. 이러한 현상, 증상이 바로 전형적인 빙의 병, 무병의 특징이다. 결국 최면 영치유법을 통해 살펴보면 두통이 나타난 부위, 위통이 나타난 부위에 그 통증과 관련된 병력을 지닌 영적 존재가 발견된다. 전형적인 영적 장애로 인한 병증이라면 영 치유가 종결되면 기존에 나타난 병증들은 소멸된다.

또 다른 경우는 영적 존재의 생전 질환으로 어떤 병증이 내담자에게 장기간 나타나면 실제로 내담자가 병을 호소하는 그 부위에 병이 발생하는 경우도 있다. 이런 경우에는 당연히 의학적 치료를 병행해야 한다.

셋째, 빙의, 접신되는 유형에 따라 탐색한다.

빙의, 접신되는 영적 존재는 내담자의 ①몸 안에 침투해 있는 경우, ②몸 밖의 피부에 붙어있는 경우, ③몸 밖에서 내담자를 따라다니는 경우, ④내담자의 거주지인 집에 머물며 영향을 주는 경우로 크게 나누어 볼 수 있다.

⑤더욱 특이한 경우는 영적 존재가 내담자를 중심으로 들어왔다 나갔다하는 경우이다. 즉 내담자에게 들어왔다가 다른 가족, 친척, 친구, 다른 사람에게 드나들며 돌아다니는 경우도 있다. 이런 경우는 앞서 설명한 도망다니고 숨는 경우와는 달라서 영적 존재가 이런 방식으로 움직이기도 한다는 것에 대한 이해가 필요하다. 어떤 경우이든 샅샅이 탐색하여 영적 존재를 발견하고 영치유를 진행해야 한다.

위에서 여러 경우를 설명했지만 영적 존재가 존재하는 방식은 단정짓기에는 어려움이 있어서 임상사례를 통해 정보를 공유할 필요가 있다.

만약 영적 존재가 내담자를 중심으로 이 사람 저 사람으로 이동하며 머물게 되면 영적 존재가 생전에 고통 받던 병증, 장애도 이동하여 나타난다. 즉 내담자 A에게 심한 두통을 나타내는 영적 존재가 가족 B에게 이동하면 내담자 A에게 나타난 두통을 사라지고 그 두통은 가족 B에게 나타난다.

이렇게 영적 존재가 이동함으로 인해서 내담자의 고통이 사라지기 때문에 고통을 호소하던 내담자는 치유를 중단하는 경우가 발생한다. 따라서 영적 존재의 이동으로 인한 문제와 영적 존재가 도망치고 숨는 문제로 치유작업을 중단해서는 안 된다는 것을 이해할 수 있다.

최면 영치유에 참여한 내담자에게는 이러한 영적 존재의 특성을 충분히 설명하여 치유작업을 지속할 수 있도록 설명하여야 한다.

영적 존재의 이동의 문제, 도망가는 문제, 숨는 문제를 해결하기 위해 개발한 대안이 다음에 설명하는 원격 영치유기법이다.

(3) 원격 최면 영치유

원격 최면 영치유기법은 저자가 임상에서 그 가능성을 시도하여 발견한 후 원격 최면 영치유기법이라 명명하였다.

원격 최면 영치유기법은 최면감수성과 최면 피암시성이 높은 내담자 또는 가족에게 최면을 유도한 후 영적 존재를 탐색하고 치유하는 기법이다.

원격 최면 영치유기법을 적용하는 경우는 다음과 같다.

첫째, 내담자에게 있던 영적 존재가 내담자 외부로 도망쳐서 숨을 때이다. 외부로 도망치는 경우는 자연환경으로 도망치는 경우, 거주지로 도망치는 경우, 다른 사람에게 도망치는 경우를 포함한다.

둘째, 내담자가 영적 장애로 고통 받지 않는 경우라도 내담자와 관계된 사람, 가족, 친척, 친구, 지인들 중에 사고를 당해 사망한 경우에 사고현장을 탐색하여 영적 존재를 찾아낼 수 있다.

만약, 최면감수성, 최면 피암시성이 높은 내담자라면 원격 최면 영치유기법은 과거에 큰 사고로 사망한 사람의 영혼을 초혼하여 영치유하는 기회를 얻을 수 있는 기법이기도 하다.

최면감수성, 최면피암시성이 높은 내담자를 최면으로 유도하여 원격 최면 영치유기법을 적용시킨 임상사례를 소개하면 다음과 같다.

내담자는 중년 여성으로 시도 때도 없이 몸이 여기저기 아프다고 호소하였다. 다양한 치료를 받았지만 차도가 없어서 포기하고 지내고 있었다.

최면상태로 유도하여 영치유법으로 빙의되었는지 살펴보니 남편이 빙의 영으로 발견되었다. 생전에 술을 많이 먹어서 두통, 복통이 많았고 중풍으로 쓰러져서 생을 마쳤다고 했다.

빙의 영이 발견되는 과정에서 남편이 생전에 앓았던 두통과 복통이 나타나 몸을 뒤틀며 고통스러워했다. 또한 중풍을 맞아서 마비된 팔과 다리도 아프다고 호소하였다.

남편은 치유사의 중재를 통해 생전에 내담자를 힘들게 했던 점에 대해 사과를 하였다. 이어서 남편 영혼이 생전에 앓았던 병증들을 영치유 해주었다.

이후에 내담자는 다른 문제를 살펴봐달라고 제안하였다. 내담자의 딸이 결혼하여 살다가 교통사고로 갑자기 사망했다는 것이다. 내담자가, 딸이 교통사고를 당한 장소를 알고 있었기 때문에 내담자를 통해 교통사고 현장을 살펴보도록 하였다.

잠시 후 내담자는 사고현장에서 딸의 영혼을 발견하였고 매우 슬퍼하였다. 왜냐하면 영혼의 모습이 심하게 다친 모습 그대로 도로 변에 앉아있는 것을 보았기 때문이었다.

엄마와 협의하여 저자의 안내에 따라 엄마의 곁으로 초혼을 하는 순간 내담자의 몸에 딸의 교통사고 통증이 나타나면서 심하게 고통스러워했다.

즉시 딸이 교통사고로 다쳤던 신체를 영치유하여 안정을 회복한 후 엄마와 딸의 대화를 중재하였다.

딸은 엄마에게 생전에 못되게 한 것을 사과하고 엄마는 괜찮다며 위로하는 시간을 가진 후 딸의 영혼을 영적 세계로 떠날 수 있도록 안내해주었다.

저자가 위의 임상사례를 경험한 후 원격 최면 영치유기법을 매우 유용하게 사용하게 되었다. 이 사례는 저자에게 매우 특별한 경험이 되었고 많은 고민을 하게 만들었다.

영혼은 무엇인가? 영적 세계는 무엇인가? 인간 존재는 무엇인가? 육적인 존재와 영적 존재는 또 무엇이란 말인가?

그리고 최면의 가능성은 어디까지인가? 최면으로 유도된 최면상태의 본질은 무엇인가? 어떻게 이런 일이 가능한 것이고 현실로 나타나고 변화되는 것일까? 이런 고민은 아직도 진행 중이어서 추론만 무성하고 연구 중이라고 답할 수 밖에 없다.

저자는 앞으로 최면 영치유에 관심있는 전문가들과 영적 존재, 영적 세계, 영적 현상에 대해 서로 연구하고 임상사례를 공부하여 명료화해갈 수 있기를 기대하고 있다.

8. 영적 존재와의 의사소통

영적 존재를 탐색하는 과정에서 내담자로부터 어떤 시각적 정보, 신체반응을 얻게 되면 영적 존재의 정체를 파악하기 위한 의사소통을 진행한다.

주의해야 할 점은 빙의 영과 무속신령을 구분해서 의사소통하고 대처해야 한다는 점이다. 빙의 영이라면 보통 사람과 의사소통하고 대처하는 방식이면 적절하다.

물론 우리가 알고 있는 보통 사람이 상담실에 내방했을 때 상담사가 정중히 대하는 태도와 같이 최면 영치유사는 영적 존재를 정중히 대하며 대화해야 한다.

빙의 영이나 무속신령이나 모두 삶을 마친 영혼이 본질이라는 점에서 그들을 우리 삶에 대한 보편적 정보를 지닌 인격체로 정중히 대할 때 좋은 치유를 시작할 수 있다.

이와는 반대로 사람을 괴롭히는 악마, 사탄, 마귀, 귀신의 선입견을 가지고 영적 존재를 험하게 대하면, 일반적인 인간관계에서와 마찬가지로 공격과 방어, 저항, 반항, 복수극이 벌어진다.

영적 존재와 영적 세계에 대한 우리의 정보는 아무리 공부를 하고 통찰을 해도 제한적일 수밖에 없다는 현실을 기초로 항상 주의 깊은 사고와 태도로 치유에 임해야 한다.

다음은 임상에서 진행한 영적 존재와 대화 사례이다.

"(내담자로부터 시각 정보, 신체반응이 나타날 때)

자, 좋습니다. 이제 제가 가슴에 있는 영혼과 직접 대화를 나누도록 하겠습니다.

00님은 이제 제가 다섯에서 하나까지 세면 뒤로 물러나서 편안하게 쉬면서 대화의 과정을 구경합니다. 영혼이 00님의 입을 통해 대화를 할 것입니다.

마음을 편안하게 하시고 뒤로 물러나 쉽니다.

다섯, 넷, 셋, 편안해집니다.

둘, 하나, 편안하게 쉬면서 구경합니다.

자, 가슴에 있는 영혼은 잘 들으십시오.

지금은 영혼이 생전에 못다 한 원을 풀 수 있는 좋은 기회입니다. 무엇을 원하는지 말씀하시면 잘 들어드리도록 하겠습니다.

자, 가슴에 있는 영혼, 누구십니까?

여기 있는 00님과 어떤 관계입니까?"

반복하여 질문하면 대답, 몸짓, 표정이 나오고 대답을 회피할 때는 고개를 돌린다든지 인상을 찡그린다.

대답할 때까지 반복해서 질문하여 누구인지 확인한다. 질문하는 과정에서 표정, 몸짓을 관찰하면 생전에 앓았던 병증과 고통을 호소하며 자신의 존재를 드러내기도 한다. 이때에는 누구인지 확인하기 보다는 이미 내가 당신을 알아보았다는 단정 하에 대화를 진행한다.

주의할 점은 무속신령의 경우 자신의 위력을 과시하듯이 나타난다는 점이다. 너무 위축되지 말고 담담하게 대화를 시도하면 빙의 영과 다르지 않게 의사소통할 수 있다.

치유사가 빙의 영, 무속신령에 대한 선입견을 가지고 위축되어 불안해하며 영적 존재에 대해 공격적 태도를 취할 때 서로 공격과 방어행위가 발생한다. 이로 인해 어렵게 얻은 귀한 치유의 기회를 놓치게 된다.

무속신령도 본래 빙의 영과 같이, 생을 마친 영혼이 영적 세계의 영향으로 신통력을 지니게 되었다는 차이가 있을 뿐이다. 대화 수준을 평범한 대인관계에 준하여 진행하는 것이 오히려 안전한 치유환경을 만들 수 있다.

9. 영적 존재의 치유

(1) 영 치유 원리 이해

빙의 영, 무속신령의 치유, 즉 영 치유는 과연 어떻게 하는 것일까? 독자들이 계속해서 궁금해 했을 것이다.

본인은 영을 치유한다, 영혼을 치유한다, 그것이 치유의 원칙이고 핵심이라고 계속 설명하여 왔다.

고통을 호소하는 내담자나 환자를 치유하는 것이 아니고 빙의 또는 접신된 영혼, 빙의 영, 무속신령을 치유하는 영 치유는 다음과 같이 진행된다. 저자가 제시하는 임상사례를 보면서 독자들이 신비한 상상, 풍부한 상상을 할 수 있기를 기대한다.

또한 풍부한 상상에서 더 나아가 육신의 세계와 존재, 영혼의 세계와 존재, 그리고 우리가 인식할 수 있는 세계, 세상, 우주, 자연이 과연 어떻게 이루어져 있는지 과학적 호기심이 발동하기를 기대한다.

최면치유는 모든 시작과 끝이 말로 시작해서 말로 성과를 내고 말로 끝난다. 어떻게 말로 모든 변화를 일으키고 성과를 낼 수 있을까? 어떤 과학적 원리, 합리성, 근거를 가지고 설명할 수 있을까?

특히, 살아있는 사람의 심신질환을 말하는 것으로 치유하여 성과를 내는 것을 넘어서 생을 마친 영혼을 치유한다는 점에서 이해하기 어려울 수 있다.

또한 빙의되고 접신되어 떠돌던 영혼들이 치유 받고 그토록 가고자 원하는 영적 세계로 떠날 수 있도록 도울 수 있다는 점은 쉽게 받아들이기 어려울 수 있다.

그러나 최면유도에 의해 나타나는 최면상태의 특성에서 발현되는 잠재의식, 잠재능력의 확장은 이해할 수 없을 것 같은 영역과 현상을 명료화할 수 있는 기회를 제공한다.

최면을 통해 영적 존재를 치유할 때 핵심적인 수단은 언어암시로 유도된 빛으로 환부를 치유하는 것이다. 그리고 영적 존재의 생전에 결여된 모든 문제는 최면암시로 해결하고 충족시키면 된다.

영적 존재는 영적 몸(spiritual body)이며, 영적 몸의 구성요소는 에너지로 된 몸, 에너지 몸(energy body)이라고 할 수 있다. 임상사례를 경험할수록 양자물리학의 개념이 떠오른다. 즉, 인간은 어떤 사물을 보고 인식한 순간을 현실, 실체로 인식한다는 것과 인간이 생각하고 상상한 것은 다른 차원에서는 현실이 된다는 것이다.

따라서 육신의 세계, 육신의 인간과 영적 세계, 영적 존재는 서로 차원이 다른 영역의 존재여서 서로 간섭되지 않아야 한다. 그러나 빙의, 접신현상은 영과 육의 영역과 존재가 간섭되어 영 · 육간에 혼란이 발생하고 있다는 것을 알 수 있다.

최면 영치유는 영적 몸(spiritual body), 에너지 몸(energy body)인 영적 존재가 육적인 영역과 존재에 간섭되어 혼란과 고통을 일으키는 현상을 바로잡아서 본래 존재해야 할 영역으로 갈 수 있도록 돕는 방법이다.

최면암시는 내담자가 암시를 얼마나 있는 그대로 받아들이고 믿음을 가지느냐가 변화와 성과를 결정한다. 잠재의식의 특성은 플러스, 마이너스 암시를 구분하지 않고 모두 무럭무럭 자라게 한다는 것이다. 이는 뇌의 특성과도 같아서 자극하는 모든 것에 즉시 반응을 일으켜서 신경생리적인 변화를 가져온다.

최면상태에서는 의식활동에서 발생하는 다양한 자극, 정보를 변별하여 유리한 것을 선택하는 것과는 다른 반응을 일으킨다. 즉 최면상태에서 내담자는 순수한 마음으로 최면암시를 받아들여 반응하고 변화하여 성과를 만드는 데 기여한다.

최면상태에서 잠재의식의 힘은 사람이 마음속에 생각하고 상상하고 굳게 믿는 것을 신경생리적인 변화를 일으켜 현실이 되게 한다. 성과의 수준은 암시에 대한 '믿음'이 결정한다.

기독교 성경에 "그대가 믿으며 기도 속에 구하는 것은 그 어떤 것이든 모두 이루어지리라(마태복음 21:22).", "믿음은 바라는 것의 실상이요 보지 못하는 것들의 증거니(히브리서 11:1).", "뜻이 하늘에서 이루어진 것 같이 땅에서 이루어지이다(마태복음 6:9)", "말씀으로 이 세상을 창조하신"과 같은 성경구절을 살펴보면 정확히 최면상태에서 암시에 의해 일어나는 반응과 결과를 잘 설명하고 있다.

또한 예수님이 치유사역을 하며 목회를 할 때 모든 치유방식이 '말씀'으로 하였고 '믿음'으로써 치유되었다고 기록되어있다. 로마의 세리가 아들같이 여기던 노예가 죽자 예수께 가서 아들을 살려달라고 한다. 예수가 말하기를 '내가 너의 집으로 가랴?', 세리는 이렇게 말한다. '아닙니다. 예수께서 말씀만 해주시면 살아날 것으로 믿습니다.' 예수는 '너의 믿음이 너의 아들을 살렸도다.'하였다. 세리가 귀가해보니 아들이 살아났다는 기사가 있다.

영적 몸, 에너지 몸으로 존재하는 영적 존재는 최면암시를 현실로 받아들여 생전에 고통 받았던 병, 상처, 장애, 결여를 모두 치유하여 정상적인 상태로 회복한다.

영적 존재는 육신을 가지고 있는 사람처럼 말을 의심하고 변별하고 선택하지 않는다. 순수하게 치유사가 그들을 도우려는 선의를 그대로 받아들이고 믿고 그것이 현실이 되는 것을 확인한다. 그리고 감사해하며 자신들이 가야했으나 가지 못했던 영적 영역으로 떠나간다.

따라서 최면상태에서 영적 존재를 영 치유하는 가장 중요한 핵심은 최면치유사의 돕고자하는 순수한 마음과 정성스러운 말씀인 치유암시이며, 그것으로 충분하다. 그들은 치유사의 마음이 어떤지 즉시 인식하는 영적 존재라는 점을 반드시 생각해야 한다.

최면 영치유사가 훌륭한 치유사가 되려면 영적 존재들이 즉시 알아차리는 악의적인 마음, 거짓된 마음이 없어야 한다.

최면 영치유사는 소중한 사람이 큰 병을 앓을 때 진심으로 정성을 다해 도우려는 순수한 마음과 같이 자비심, 사랑의 마음, 구제하려는 마음이 충분히 준비되어야 한다.

길게 설명했지만 가장 중요한 핵심은 치유원리의 이해와 치유사의 마음가짐이다.

다음은 임상에서 최면 영치유를 실시한 사례이다.

어떻게 보면 간단하고 쉽게 생각될 수 있으나 미묘하고 민감한 작업이다. 치유사의 번뜩이는 영감과 창조성이 필요하다.

"(영적 존재와 대화가 진행된다.) 누구세요? (작은 아버지요.) 네, 작은 아버지요. 00님의 작은 아버지시라는 말씀이지요? (네) 작은 아버지께서 00님에게 왜 오셨어요?

(으으으~~고통스러운 몸짓을 한다.)

작은 아버지. 어디 아프세요? (가슴요)

가슴요. 어떻게 하다가 가슴이 아프게 되었어요?

(전쟁 때 가슴에 총 맞았어요.)

아, 그러셨군요. 그래서 돌아가셨어요? (네)

자, 이제 가슴 위에 밝은 빛을 바라보세요. 밝은 빛이 가슴에 총 맞은 상처를 치료합니다. 따뜻하고 편안해집니다.

피도 멈추고 새살이 돋고 아프지 않아요. 바라보세요. 새살이 돋아서 완전히 건강해집니다.

(점점 몸부림이 줄어들다가 편안해진다.)

이제 괜찮아졌죠? 어떠세요?

(네. 안 아파요. 고마워요)

그러게요. 그동안 얼마나 아프고 힘드셨어요. 작은 아버지는 여기 있는 00님이 조카네요. 조카에게 오셔서 조카가 그동안 많이 힘들었는데, 마음이 어떠셨어요?

(미안하지요. 미안하지요.)

00님에게 사과하시겠어요?(네. 미안해)

작은 아버지, 총 맞아서 돌아가시고 어떻게 하다 조카에게 오셨어요?

(총 맞고 죽어서 갈 데가 없어서 집에 갔다가 조카 따라다니다 들어왔어요.)

네. 그러셨어요. 아프셨던 가슴이 지금 어떤지 다시 확인해 보세요. 아프지 않으신가요?(네)

다른 데 아프신 곳은 없으세요?(네)"

치유작업 후 내담자에게 질문한 결과 작은아버지가 한국전쟁 중에 참전했다가 실종되었다고 한다. 내담자는 평소에 가슴이 빠근하고 답답한 증상이 계속되어서 항상 큰 병이 아닌가 불안해하며 검진도 받아봤지만 정상이라는 설명만 들었다고 한다.

(2) 치유 암시의 종류

영 치유 중에 부여하는 최면 치유암시는 신비한 빛, 신비한 약, 기치료 암시, 약사여래부처님의 약과 손길, 하나님의 빛과 손길 같이 다양한 암시를 창의적으로 활용하면 된다.

다음의 임상 사례를 살펴보도록 하자.

내담자에게 나타나는 영적 존재가 병증을 호소하며 고통스러워할 경우에는 먼저 고통을 알아주고 위로해준다. 이어서 영적 존재와 대화하며, 어디가 아픈지, 왜 그 부위가 아픈지, 생전에 병이 있었는지, 얼마나 앓았는지 와 같은 질문을 통해 영적 존재의 상태를 살펴본다.

"자, 이제 약사여래부처님의 영험한 약을 아픈 부위에 발라 주겠습니다.

(가볍게 환부를 쓸어주며) 편안해집니다. 편안해집니다.

약사여래부처님이 아픈 곳에 영험한 약을 발라주십니다.

그동안 아팠던 병이 깨끗이 낫습니다. 깨끗이 낫습니다.

아팠던 곳을 살펴보세요. 이제 아프지 않아요.

편안해집니다. 아주 편안해집니다.

이제 완전히 나았습니다. 더 이상 아프지 않습니다.

편안하신가요?(네)"

일차적으로 영적 존재의 생전 질환을 치유하게 되면 빙의된 내담자가 호소하던 증상도 사라지게 된다.

다음은 기치료 암시를 사용하는 사례를 살펴보자.

"자, 이제 제가 우주의 생명의 기운을 불어 넣어주겠습니다.

생명의 기운이 아픈 곳으로 스며들면 병이 낫고 점점 편안해집니다.

자, 생명의 기운이 들어갑니다. 스스스스스~~~.

생명의 기운이 아팠던 곳으로 계속 흘러갑니다.

점점 편안해집니다. 점점 편안해집니다.

깨끗이 낫습니다. 깨끗이 낫습니다.

편안해집니다. 편안해집니다.

(몸부림치며 아파하던 반응이 줄어든다.)"

(3) 원한 풀기

빙의 또는 접신된 영적 존재 중에는 생전에 가족관계, 인간관계에서 원한이 남아서 영적 세계로 떠나지 못한 경우도 있다.

이러한 심리적인 원한은 심리상담에 준하여 당사자를 초대하여 영적 존재와 서로 해원할 수 있는 기회를 가짐으로써 풀어야 한다. 영적 존재가 빙의, 접신되는 이유가 모두 비명횡사하여 영적 세계로 떠나지 못한 것만이 아니라는 점에서 현재 우리의 삶을 어떻게 살아야할지 생각해볼 일이다.

원한을 풀기 위한 심리상담을 영적 존재와 살아있는 사람을 대상으로 진행하다보면 당황스러운 일도 발생한다.

아직 원한이 남아있는 영적 존재와 살아있는 사람이 심리상담 중에 싸우는 일이 발생하는 것이다. 이런 장면에서 최면 치유사는 심리상담에 준하는 중재능력이 필요하기 때문에 상담심리에 대한 소양을 갖출 필요가 있다.

영적 존재와 살아있는 사람이 충분히 해원하고 용서할 수 있도록 상담해서 풀어야 영적 존재가 떠날 수 있다.

(4) 영적 존재의 이력과 병력 기록

최면 영치유 작업 중 내담자에게서 발견된 영적 존재의 개인적 이력과 병력을 상세히 기록해야 한다. 이러한 이력과 병력은 내담자와의 관계, 병이 어디에 있었는지 파악하고 치유 후 변화를 확인할 때 유용하다. 특히, 빙의, 접신된 영적 존재가 대체로 한 명 이상이기 때문에 기록을 철저히 해두지 않으면 치유작업에서 누락된 영적 존재로 인한 병증이 다시 나타날 수 있다.

〈이력과 병력 기록〉

① 영적 존재의 이력: 성명, 주소, 시대, 사망이유, 연고자. 비연고자 여부, 사망연령, 사망원인.
② 영적 존재의 병력: 생전에 앓았던 병증을 충분히 질문하여 기록한다.
③ 영적 존재의 병증과 내담자의 병증 분석: 내담자에게서 발견된 영적 존재가 다수인 경우에 개별적인 병증의 종류와 내담자가 호소하는 병증의 상관성을 파악한다.

영적 존재에 대한 기록은 영 치유를 진행할 때 빙의, 접신된 영적 존재를 빠짐없이 치유할 수 있게 하고, 치유 후 내담자에게 나타났던 병증이 사라졌는지 확인하는 데 유용하다.

특히 영적 존재의 이력과 병력은 영 치유 후에 내담자에게 잔류하는 병증이 있을 때 기록을 토대로 어떤 영적 존재가 남아있는지 추적하여 영 치유를 정확히 할 수 있는 근거가 된다.

10. 영적 존재의 분리

빙의된 빙의 영, 접신된 무속신령의 분리는 영을 치유한 후 내담자의 몸에서 영적 존재를 분리하여 영적 세계 또는 영적 영역으로 떠나보내는 것이다.

본래 영적 존재들이란 큰 충격으로 생을 마치는 과정에서 떠나갔어야 할 영적 세계 또는 영적 영역으로 떠나지 못하고 떠돌다가 빙의 또는 접신되어 사망 당시 남아있던 고통을 지속하는 존재들이다.

영 치유과정에서 발견한 빙의 영들의 한결같은 소망은 자신들이 겪고 있는 고통에서 벗어나 본래 가야할 영적 세계로 돌아가는 것이었다.

심지어 신통력과 위력을 드러내는 무속신령들도 빙의 영들과 같은 소망을 호소하였다. 그러나 무속신령을 분리하여 영적 세계로 떠나보내는 작업은 주의 깊은 접근과 의사소통이 필요하다.

저자가 무속신령을 확인한 바에 따르면 무속신령들 중에는 접신된 무속인에게 계속 남아서 신통력을 부리며 머무르려는 강한 의지를 가진 경우도 있다.

간혹 빙의치료하다가 환자가 사망하거나 환자에게서 나타나는 격렬한 반응 때문에 치유도 못하고 통제할 수 없어 치유사들이 큰 어려움을 겪는 경우를 언론보도를 통해 보게 된다.

이러한 사고나 부작용은 대체로 퇴마방식을 적용하며 위협적인 폭언을 하거나 환자 신체에 폭력을 가할 때 발생했다는 것을 확인할 수 있다.

특히 가장 심각한 문제가 발생하는 경우는 퇴마방식을 사용하는 치유사가, 환자의 몸에 머물고 있는 영적 존재가 빙의 영인지 무속신령인지조차 구분을 못하고 일괄적인 퇴마식을 할 때이다.

결론적으로 말하면, 빙의 영은 보통 사람이 사망한 후 떠돌던 영적 존재라고 말할 수 있다. 그러나 무속신령은 차원이 다른 영적 존재라는 점에서 매우 신중한 주의가 필요하다.

퇴마방식의 치유에서 격렬한 저항이 발생하여 환자와 치유사에게 큰 사고가 일어나고 대 혼란에 빠지는 경우는 세 가지로 설명할 수 있다.

첫째, 치유사가 자신을 특별한 능력을 지닌 존재로 과신하다가 큰 실수를 하는 것이다. 우리가 알고 있는 영적 존재와 영적 세계에 대한 정보는 매우 제한적인 것이 사실이다. 아무리 어떤 능력으로 영적 존재와 영적 세계에 대해 통찰한 정보가 남다르다할지라도 주의하고 신중해야할 필요가 있다.

둘째, 영적 존재에게 심한 폭언과 폭행을 가할 때 사고가 발생한다. 생각해보자. 누군가 당신에게 갑자기 심한 폭언을 퍼붓고, 주먹으로 때리고, 여러 가지 도구로 폭행을 가한다면 어떤 마음과 감정을 갖게 되며 어떤 행동을 할 것인가? 이런 방식은 큰 저항, 반항, 반격, 복수, 원한과 같은 반작용을 만들어낸다.

항상 주의할 것은 영적 존재를 대할 때 낯선 사람을 처음 만나서 의사소통하고 대처하는 것처럼 마음가짐과 태도를 신중하고 정중하게 해야 한다는 점이다. 정중하고 친절하게 정성을 다해 치유해주었을 때 영적 존재들은 감사함을 표하고 떠난다. 그러나 폭언과 폭력을 당한 영적 존재는 쫓겨날 뿐, 떠돌다 다시 환자에게 들어오거나 다른 사람에게 들어가 또 다시 고통을 반복하는 악순환의 고리에 빠진다. 폭언과 폭력을 당한 사람이 가해자에 대해 어떤 앙심을 갖게 될지 생각하고 반드시 주의해야 한다.

셋째, 치유사가 영적 존재가 A인지 B인지 구분도 안 하고 퇴마방식으로 들이치다가 큰 실수와 사고가 발생한다. 즉, 빙의 영인지, 무속신령인지 구분부터 명확히 해야 한다는 의미이다.

한의학 영역에서 치료에 주의하라는 말 중에 '맥도 못 짚는 사람이 침통 흔든다.'는 말이 있다. 명확히 진맥이 될 때 정확한 치료가 가능하다는 의미이다.

무속신령은 본래는 평범한 사람이, 사망 후 영적 세계에서 특별한 공부나 수행을 하고, 인연이 닿는 자손이나 무속인에게 접신하여 신통력을 발휘하게 된다는 것을 확인한 바 있다. 빙의 영이든 무속신령이든 우리가 확연히 다 안다고 만용을 부릴 일이 아니라 보이지 않는 존재와 영역이라는 점에서 주의하여 접근하고 치유할 일이다.

퇴마방식을 적용하는 치유과정에서 무속신령인지 모르고 폭언이나 폭행을 가한다면 심각한 반작용이 발생한다.

임상경험이 축적되면 자연히 알게 되겠지만 무속신령 중에는 빙의 영과 같은 수준으로 순수히 치유 받고 떠나는 경우도 있지만 강한 위력과 신통력을 지닌, 수준이 다른 존재도 있어서 신중한 의사소통과 대처가 필요하다는 점을 꼭 명심해야 한다.

퇴마방식의 실수와 사고는 치유사의 지나친 자신감, 만용,

자만, 종교적 신념으로 객관적 현실을 무시하다가 발생한다.

최면 영치유법은 절대로 위협적 언어와 행위를 사용하지 않는다. 최면 영치유법은 살아있는 사람이 상담실에 내방하여 심리상담을 원할 때 친절하게 배려하며 치유하는 마음가짐과 태도를 빙의 영과 무속신령에게 적용한다.

육신을 가진 살아있는 존재의 고통이 치유와 구제의 대상인 것과 마찬가지로 육신 없는 영적 존재의 고통도 치유와 구제의 대상이라는 점에 깊은 공감이 있기를 기대한다.

이러한 이해와 공감이 있을 때 치유사의 마음이 너그러워지고, 자비로워지며, 측은지심이 생겨날 수 있고, 이러한 마음가짐이라면 영육의 모든 존재를 치유하고 구제할 수 있게 된다.

최면 영치유법을 통해 영적 존재가 육적 세계를 간섭함으로써 생기는 혼란과 고통의 악순환 고리를 끊고 본래 자연의 법칙, 우주의 법칙, 영적 법칙에 맞게 공존하는 데 기여할 것으로 기대한다.

(1) 영적 존재의 분리 최면 유도문

최면상태에 머물고 있는 내담자와 협력하며 빙의 영, 무속신령을 내담자의 몸에서 분리하여 영적 세계, 영적 영역으로 떠나도록 유도한다. 이때 치유사는 영적 존재와 지속적으로 의사소통하며 영적 존재가 떠날 수 있는 준비를 시킨다.

떠날 준비가 되면 '00영을 데리고 갈 밝은 빛이 내려와 있다'는 최면암시를 부여하여 빛을 타고 떠날 것이라고 예고한다. 영적 존재를 분리하는 최면 유도문은 다음과 같다.

"자, 제 말에 집중하고 그대로 따라서 영적 세계로 떠납니다. 몸에서 나가는 길은 머리 위쪽의 굴뚝같은 통로가 있습니다. 그 끝에 00영을 데리고 갈 밝은 빛이 있습니다.

보입니까?(네)

자, 신호하면 나갑니다. 하나, 둘, 셋

쭈욱 빠져나갑니다. 빠져나갑니다. 쭈욱 빠져나갑니다.

자, 빛 속으로 들어갔습니까?(네)

빛 속으로 들어갔으면 하늘로 올라갈 준비를 합니다.

자, 이제 하늘 높이 높이 영들의 세계로 떠날 시간입니다.

신호하면 떠나십시오. 하나, 둘, 셋.

하늘로 쭈욱 올라갑니다. 쭈욱 올라갑니다. 올라갑니다."

영을 분리할 때 매우 중요한 점은 내담자가 최면상태에서 바라본 빛이 시야에서 완전히 사라질 때까지 바라보다가 사라진 것을 치유사와 서로 확인해야 한다는 점이다.

(2) 영적 존재의 분리 순서

빙의 영, 무속신령을 분리할 때는 먼저, 몸 안에 들어가 있는 영적 존재, 둘째, 몸 밖에 붙어있는 영적 존재, 셋째, 몸 주위에 따라다니거나 주거지에 머물렀던 영적 존재, 마지막으로 협조 영을 떠나보낸다.

협조 영이 만들어졌을 경우 협조 영을 통해 영적 존재들이 잘 떠나갔는지 최종적으로 확인하고 협조영을 잘 대우해서 떠나보낸다.

① 몸 안에 들어와 있는 영적 존재: 정수리 통로로 유도한 후, 빛으로 유도하여 떠나게 한다.
② 몸 밖에 붙은 영적 존재: 몸에서 떨어지게 한 후 빛으로 유도하여 떠나게 한다.
③ 몸 밖에서 따라다니거나 거주지에 머물던 영적 존재: 내담자 주변으로 오게 한 후 빛으로 유도하여 떠나게 한다.
④ 협조 영: 먼저 떠난 영들이 잘 떠났는지 몸을 확인한 후 마지막으로 빛으로 유도하여 떠나보낸다.

11. 영적 존재의 분리 확인

(1) 영적 존재가 분리되는 현상

최면 영치유 과정에서 영적 존재가 내담자의 몸에서 벗어날 때는 매우 독특한 현상이 나타난다. 모든 영적 존재가 동일한 현상을 나타내는 것은 아니지만 임상에서 관찰된 몇몇 사례를 참고하면 영 치유 초심자들이 당황하지 않고 적절히 대처할 수 있을 것이라고 생각된다.

우선 내담자가 바닥에 누워있는 자세인 경우를 기준으로 보면 빙의 영, 무속신령이 내담자의 몸에서 벗어날 때 다음과 같은 특이한 현상이 발생한다.

첫째, 정수리 부위를 바닥에 박고 가슴부위를 위로 치켜 올려서 몸을 활처럼 굽혔다가 툭 떨어진다.

이때 내담자가 숨을 멈추고 힘을 쓰며 몸이 잠시 경직되는 것을 관찰할 수 있다. 이와 같은 현상은 저절로 그렇게 되는 것이어서 초심자로서는 매우 당황할 수 있다. 특히, 내담자가 숨을 멈추고 용을 쓰는 과정에서 얼굴과 목 부위가 벌겋게 충혈되기 때문에 내담자에게 안 좋은 일이 발생하는 것으로 오해할 소지가 있다. 잠시 기다리면 몸이 툭 떨어진 후에 내담자는 즉시 정상적인 상태를 회복한다.

둘째, 몸이 경직되고 숨을 멈추고 약간의 경련이 발생하는 경우도 있다. 이때 내담자가 으으으~하는 신음소리를 낼 수도 있기 때문에 내담자의 상태에 이상이 발생하는 것으로 오해하여 초심자들이 당황할 수 있다. 첫 번째와 마찬가지로 잠시 후 정상을 회복한다.

셋째, 구역질, 신음소리, 고통스러운 몸부림과 같은 복합적인 현상을 보이는 경우도 있다. 어떤 경우이든 몇몇 특이한 현상을 보인 후 정상을 회복하는 것은 마찬가지이다.

본인은 영적 존재가 몸을 빠져나가는 특이한 현상을 관찰하며 마치 '영적 분만'을 보는 것 같다는 하는 생각이 들었다. 아기가 자궁의 산도를 빠져나갈 때 산모가 용을 쓰는 모습과 매우 유사하다는 느낌을 받았다.

이런 현상을 마주하면 진도 씻김굿의 가사가 생각난다. 진도 씻김굿은 장례식을 진행할 때 망자를 위로하여 저승이나 극락으로 잘 가도록 인도하는 무제(巫祭)라고 한다. 진도 씻김굿 가락 중에는 '이승에는 작별이요, 저승에는 분만이라. 어이~ 어이~'하는 가사가 있다.

과연 이승과 저승이 무엇인지, 몸의 세계와 영의 세계는 무엇인지, 우리는 충분히 알 수 없지만 임상사례에서 나타나는 현상을 관찰함으로써 조금씩 밝혀갈 뿐이다.

(2) 영적 존재를 빛으로 정화하기

영적 존재에 대한 영 치유는 먼저 영이 생전에 앓던 질병, 사고로 인한 장애나 고통을 일차적으로 최면암시를 통해 치유한다. 일차적인 치유가 끝나면 내담자에게 나타났던 병증들은 저절로 사라지는 것을 알 수 있다.

영적 존재에 대한 궁극적 치유는 그들의 영적 몸(spirtual body), 에너지 몸(energy body)에 남아있는 고통과 영적 존재가 호소하는 심리적 고통을 정화하는 것이어야 한다.

왜냐하면 영적 존재들은 생전에 겪은 심각한 신체질환, 장애, 사고 흔적, 정신적 고통, 원한이 남아있어서 떠나지 못하고 떠돌며 계속 고통을 겪고 악순환을 겪어왔기 때문이다.

최면 영치유법에서 영적 존재를 빛으로 정화하는 방법과 순서는 다음과 같다.

〈빛으로 정화하기 최면 유도문〉

"자, 머리 위를 보십시오. 밝은 빛이 있습니다.
그 빛이 머릿속으로 쏟아져 들어옵니다.

00영이 생전에 힘들어했던 모든 생각들이 사라집니다.
밝은 빛이 계속 머리 속으로 쏟아져 들어옵니다.
모든 생각도 근심걱정도 다 사라집니다.
머릿속이 맑고 깨끗해집니다.
머릿속이 맑고 깨끗해집니다.

이제, 밝은 빛은 가슴으로 쏟아져 들어옵니다.
가슴 속이 밝은 빛으로 가득 채워집니다.
가슴 속이 밝은 빛으로 가득 채워집니다.
슬픔도 사라집니다. 원망도 사라집니다.
증오심도 사라지고 억울한 마음도 사라집니다.
마음이 맑고 깨끗해집니다.
마음이 맑고 깨끗해집니다.

이제, 밝은 빛은 뱃속으로 쏟아져 들어옵니다.
뱃속이 밝은 빛으로 가득 채워집니다.
뱃속이 밝은 빛으로 가득 채워집니다.
생전에 아팠던 모든 병이 사라집니다.
생전에 아팠던 모든 병이 사라집니다.
뱃속이 밝은 생명의 빛으로 가득 채워집니다.
뱃속이 밝은 생명의 빛으로 가득 채워집니다.

이제, 밝은 빛은 팔과 다리로 쏟아져 들어옵니다.
밝은 빛은 팔과 다리로 쏟아져 들어옵니다.
팔, 다리가 밝은 빛으로 가득 채워집니다.
팔, 다리가 밝은 빛으로 가득 채워집니다.

이제, 밝은 빛이 온몸을 감싸줍니다.
밝은 빛이 온몸을 감싸줍니다.
매우 평화롭고 안전한 느낌 속에 머물 수 있습니다.
매우 평화롭고 안전한 느낌 속에 머물 수 있습니다.

편안해집니다.
편안해집니다.
점점 더 편안해집니다."

(3) 내담자에 대한 빙의, 접신 방지법

최면 영치유를 통해 빙의 영, 무속신령이 분리된 후에 내담자 몸에 빙의 또는 접신되어 영이 머물렀던 자리를 빛으로 채워주는 작업을 몇 회에 걸쳐 반복할 필요가 있다.

최면 영치유를 통해 알게 된 정보 중에는 영적 존재들이 내담자에게 침투하는 통로, 즉 에너지 장(energy field) 또는 에너지 몸(energy body)에 본래 허점이 있었던 경우가 있었고, 영적 존재들이 장기간 침투하기 위한 구멍을 뚫었다는 진술이 있었다.

따라서 영적 존재가 침투하던 경로와 머물던 자리를 빛을 이용하여 보수작업을 할 필요가 있었고, 경과는 매우 좋았다. 이러한 보수작업을 잘 하기 위해서는 영적 존재와 의사소통하며 어떻게 몸에 들어왔고 어디에 머물렀는지 모든 내용을 기록하여 빠짐없이 치유하는 것이 중요하다.

〈빙의, 접신 방지를 위한 최면 유도문〉

"자, 이제 머리 위쪽에 밝은 빛을 바라보십시오.
밝은 빛이 잠시 후에 머릿속으로 쏟아져 들어갑니다.
00영이 머물던 자리에 밝은 빛이 가득 채워집니다.
밝은 빛이 가득 채워집니다.
눈이 부실만큼 밝은 빛이 가득 채워집니다.

이제, 00영이 들어왔던 머리 옆쪽에 집중하세요.
머리 옆쪽 통로가 밝은 빛으로 가득 채워집니다.
머리 옆쪽 통로가 밝은 빛으로 가득 채워집니다.
더 이상 어떤 존재도 들어올 수 없습니다.
더 이상 어떤 존재도 들어올 수 없습니다."

(4) 내담자의 병증 해소 확인

내담자에게 나타났던 각종 병증들이 사라졌는지 꼭 확인해야 한다. 빙의, 접신에 의해 나타난 모든 병증들은 영적 존재들이 분리되어 떠나가면 저절로 사라지게 된다.

먼저, 내담자를 초기 면접한 자료와 최면상태에서 영적 존재와 의사소통하며 확인한 자료를 기초로 병증이 사라졌는지 질의응답을 통해 확인한다.

그 다음은 내담자를 최면상태로 유도한 후 내담자와 함께 영적 존재들이 완전히 분리되어 없는지 꼼꼼히 확인한다.

최면상태에서 다시 확인하는 절차는 반드시 지켜야하는데, 가끔씩 영적 존재가 떠나지 않고 있는 경우와 치유과정에서 발견하지 못한 영적 존재가 발견되는 경우도 있기 때문에 확실한 치유를 위해 반드시 재확인해야한다. 최면상태에서 재확인하는 방법은 영적 존재를 탐색하는 절차에 준한다.

(5) 최면 영 치유 후 내담자의 기도생활 지도

빙의, 접신되는 내담자들은 심신영기의 차원에서 영적 존재가 침투할만한 취약점을 가지고 있다는 것을 알 수 있다.

따라서 영적 존재를 분리하여 떠나보낸 후에도 일정 기간 몸의 건강을 돌보는 것과 함께 마음가짐을 안정되게 돕기 위한 기도, 수행, 수련과 같은 기회를 제공하는 것이 좋다.

종교 영역의 치유사가 아닌 심리상담사 또는 정신의학 전문의라면 심리상담을 진행하여 안정감이 회복되고 유지될 수 있도록 돕는 것이 좋다.

내담자들 중에는 치유사의 이러한 제안을 거부하는 경우도 있지만 최대한 잘 협의하여 안정감이 더 회복되고 유지되는 것을 확인한 후 전체 치유작업을 종결하는 것이 좋다.

내담자가 치유사의 제안을 거부하는 것은, 최면 영치유에 의해 내담자에게서 영적 존재가 분리되어 떠나면 빙의, 접신으로 인한 병증들이 빠르게 해소되어 안정감이 회복되는 특성 때문이다.

따라서 극심한 혼란과 고통에서 오랜만에 벗어난 내담자는 자신의 건강과 자유로움을 만끽하다가 전문가의 제안을 소홀히 하는 경우가 있다.

이러한 내담자의 반응도 충분히 이해할 필요는 있지만 내담자와 잘 협의하여 보다 완전한 치유가 되도록 노력해야 한다.

12. 영적 존재에 대한 종교의식

빙의 영, 무속신령을 분리하기 전 · 후에 종교의식을 행하는 것은 영적 존재와 내담자, 영적 존재와 연고가 있는 사람들을 위해 의미 있는 기회가 될 수 있다.

빙의현상에 대한 치유는 전통적으로 종교영역에서 진행하였고, 각 종교에 따른 고유한 종교의식을 행하는 것은 치유과정으로 볼 때 좋은 일이다.

특히, 영적 현상으로 인한 문제였기 때문에 종교영역에서 전승되어온 의식을 통해 영적 안녕감을 회복하는 기회를 갖는다면 전체 치유과정이 아름답게 마무리되는 장이 될 것이다.

만약 종교인이 아닌 경우에는 치유사와 내담자가 함께 협의하여 영적 존재가 영적 세계에서 잘 머물기를 기원해주는 시간을 가져주는 것도 좋을 것이다.

영적 장애의 원인으로 밝혀진 빙의 영, 무속신령이 내담자에게서 분리되어 영적 세계로 떠나면 내담자의 건강상태는 빠르게 회복되는 것을 확인할 수 있다.

최면 영치유법은 기존에 실시되어온 다양한 치유법, 종교의식들을 보완하거나 병행함으로써 더 좋은 성과를 거둘 수 있기 때문에 각 분야의 전문가들이 적용하기 쉽게 개발되었다.

제13장

영적 존재의 심리상담 및 심리치료

영적 장애를 치유하다보면 빙의 또는 접신된 영적 존재에 대해 상담실에 내방한 내담자를 대면하여 상담하는 방식을 적용해야할 필요성을 느끼게 된다. 이는 영적 장애로 인해 고통 받다가 내방한 내담자 또는 환자에게 심리상담 및 심리치료를 적용하는 것과 동일한 필요성이 발생하는 것을 의미한다. 빙의 또는 접신된 영적 존재와 영적 장애로 고통 받다 내방한 내담자 모두를 공평한 입장에서 인격적 존재로 대면하여 심리상담 및 심리치료를 진행할 때 비폭력적 치유방식인 최면 영치유법은 더 좋은 성과를 거두게 된다.

1. 심리상담

심리상담에 대한 인본주의 심리학자인 로저스(Carl Rogers)가 주창한 인간중심 상담의 관점은 “사람은 자기 자신을 이해하고 자기 개념, 기본적인 태도, 자기 주도적인 행동을 변화시킬 수 있는 방대한 자원을 자신 안에 갖고 있으며, 어떤 토양이 제공되기만 한다면 그 자원을 일깨울 수 있다."라는 것이다. 이러한 관점은 모든 사람들이 자기실현경향성을 가지고 태어났다고 믿는 것에서 출발한다.

자기실현경향성은 모든 사람들이 어떤 치명적인 방해만 받지 않는다면 작은 씨앗이 커다란 나무로 자라나는 것(seed theory)처럼 진정한 자기(Self, 自己)라는 존재를 성장시키고 실현해내는 잠재력 또는 경향성을 지니고 있다는 것이다.

자기란 '자기에 대한 모든 생각과 감정', '현재 내가 경험하고 느끼는 나'를 말한다. 이러한 자기에는 '내가 느끼고 사고하는 나'외에도 '다른 사람이 나에게 바라는 나'와 '내가 꿈꾸는 나'가 있는데, 이러한 총합의 자기가 바로 '이상적 자기(ideal self)'라고 한다.

사람들은 다른 사람으로부터 자신이 이상적인 사람으로 인정받기를 원하며 존중받기를 원하는 욕구를 지니고 있는데, 이를 긍정적 존중욕구라고 한다.

사람의 심리적 안정감, 정신건강의 안정성은 현실 속에서 기능하고 있는 실제 자기(real self)와 이상적 자기(ideal self)의 차이가 적고 큼에 따라 결정된다.

만약 실제 자기와 이상적 자기의 차이가 적거나 일치한다면 매우 건강한 삶을 영위하게 된다. 그러나 그 차이가 크다면 열등감, 불안, 우울이 증가하고, 열등한 자기를 숨기려는 방어적 태도를 취하게 된다.

이렇게 실제 자기와 이상적 자기의 차이가 커짐에 따라 발생하는 열등감, 불안, 우울이 증가할 때 사람들은 어떤 조치를 취해야겠다는 동기가 생기고 상담전문가를 찾게 된다.

로저스는 내담자의 자기실현경향성이 실현될 수 있도록 하기 위해, 내담자의 억압된 충동이나 욕구를 해석해주는 전통적인 정신분석적 상담에서 벗어나야할 필요가 있음을 느꼈다. 로저스는 상담에서 상담자는 내담자로 하여금 자기를 실현할 가능성을 증진시킬 수 있는 성장 촉진적 환경을 만드는 것이 더 중요하다고 생각했다.

따라서 로저스는 내담자에게 성장 촉진적 환경을 제공하기 위해 세 가지 상담자의 자질 또는 태도가 필요하다고 역설하였다. 진실성, 무조건적인 긍정적 수용, 공감이 그것이다.

첫째, 진실성은 내담자의 변화를 이끌어내기 위해 상담자가 자기 자신이 경험하는 것을 있는 그대로 진실하게 개방하는 것을 말한다. 이를 통해 내담자도 자신을 개방하고 변화와 성장의 기회를 갖게 된다. 만약 상담자가 진실한 태도를 취하지 않으면 내담자는 방어적 태도를 취하며 변화할 기회를 갖지 못하게 된다.

둘째, 무조건적인 긍정적 수용은 상담자가 내담자를 있는 그대로 무조건적으로 수용해주는 태도를 말한다. 상담자가 내담자를 무조건적으로 긍정해주는 태도를 취하는 것을 경험한 내담자는 자신을 있는 그대로 바라볼 용기를 낼 수 있는데, 이를 통해 자신의 문제를 수용하여 치유할 기회를 얻게 된다.

셋째, 공감은 상담자가 내담자의 입장에서 그 감정을 함께 느끼는 태도를 말한다. 이는 상담자가 내담자의 이야기를 공감하며 경청하는 태도로 내담자의 이야기를 듣고 해석하려는 태도를 버리고 있는 그대로 느끼며 그대로 수용해주는 것을 의미한다.

로저스가 주장하는 상담(counseling)이란 사람이 태어날 때 지니고 있는 자기실현경향성인 씨앗이 잘 자랄 수 있도록 상담자가 성장 촉진적 환경을 제공하는 것을 의미한다. 성장 촉진적 환경은 상담자가 내담자와의 관계에서 진실하고, 무조건적 긍정적 수용을 해주며 있는 그대로 공감함으로써 형성된다. 이러한 성장 촉진적 환경에서는 내담자 스스로 자기를 치유하고 성장시키게 된다.

2. 심리치료

심리치료(psychological therapy)란 내담자가 현재의 문제가 되는 심리상태에서 벗어나 원하는 목표상태에 도달할 수 있도록 상담자가 치료적 개입을 통해 조력하는 해결과정이다.

심리치료는 내담자가 신체적 증상 또는 정신적 증상으로 고통이 발생하여 정상적인 생활에 지장이 초래될 때 행하게 된다. 예를 들어, 특별히 고통과 지장이 없는 상태에서 발생하는 '여자 친구를 사귀는 비법을 알고 싶다.', '나의 재능을 계발하고 싶다.'와 같은 동기를 갖는 문제는 엄밀히 말할 때 심리치료의 방법을 적용할 대상이 아니다.

심리치료의 선택은 심신양면에 나타난 고통과 지장의 수준이 정상수준이 아닌 비정상적인 고통과 지장수준, 즉 '아파서 죽을 지경이다.', '괴로워서 도저히 견딜 수 없다.', '이러다가 미칠 것 같다.'와 같은 수준이 판단 기준이어야 한다. 이런 정도의 고통과 지장수준일 때 심리치료 전문가는 내담자에게 심리치료 방법을 적용하여 안정감을 회복할 수 있도록 조력하게 된다.

치료적 개입에 대한 인식은 이론에 따라 다를 수 있다. 내담자의 고통과 지장에 따른 문제 해결을 위해 어떤 치료적 개입을 선택할 것인가는 증상을 어떻게 이해하고 설명하느냐에 따라 차이가 있다.

첫째, 생리학적 관점에서는 정신장애 증상은 중추신경계의 이상기능, 즉 신경전달 물질의 문제이거나, 신진대사가 이상이 발생한 결과로 설명한다. 예를 들어, 생리학적 관점에서의 우울증은 세로토닌 호르몬이 결핍된 결과로 설명한다.

둘째, 정신분석학적 관점에서는 정신장애 증상은 극복되지 못한 무의식적 갈등의 결과, 갈등과 방어기제의 타협, 방어기제의 실패로 설명한다.

셋째, 인본주의적 관점에서는 정신장애 증상은 이상적 자기와 현실적 자기의 불일치, 해리현상, 개인적 욕구인식의 부족으로 설명한다.

넷째, 행동주의적 관점에서는 정신장애 증상은 조건화와 강화의 결과로 설명한다. 예를 들어 좋은 경험이든 나쁜 경험이든 반복적, 지속적으로 강화되어 조건형성이 되는 원리로 설명하고 있는 것이다. 만약 부정적 경험이 반복적이고 지속성을 지닌다면 병적 상태에 도달할 수 있다. 반대로 좋은 경험이 지나치게 반복되고 지속될 때도 병적 상태에 도달하여 문제가 될 수 있다.

다섯째, 인지구조적 관점에서는 정신장애 증상은 비합리적 인지구조가 상황요인에 의해 활성화되어 정보처리에 인지왜곡을 일으켜 문제행동을 유발하는 것으로 설명한다.

여섯째, 통합적 관점에서는 정신장애 증상은 신체적, 심리적 취약성과 환경적 요인에 의해 발생한다고 설명한다.

3. 심리상담 및 치료 방법

(1) 집중

집중(concentration)이란 특정한 과제 혹은 활동에 일정 시간 동안 연속적으로 주의를 주는 것을 의미하며, 이를 '지속적 주의'라고 한다. 집중은 상담자가 내담자와 의사사통이나 상호작용을 할 때 기본 중에 기본이며, 가장 중요한 상담요소이자 태도이다.

지속적 주의는 상담자의 감각적 민감성이 고도로 발달될 때 가능한데, 지속적 주의를 통해 내담자가 보이는 언어적 반응과 비언어적 반응을 면밀히 살펴야한다.

캘리포니아대학교 로스앤젤레스캠퍼스(UCLA) 심리학과

명예교수인 앨버트 메라비언(Albert Mehrabian)이 1971년에 출간한 '침묵의 메시지(Silent Messages)'에 수록된 메라비언의 법칙(The Law of Mehrabian)을 살펴보면 언어적 반응과 비언어적 반응의 중요성을 알 수 있다.

메라비언의 법칙이란 한 사람이 상대방으로부터 받는 메시지, 의미, 이미지의 비율은 말로 표현된 내용 7%, 목소리의 음성 38%, 표정과 태도로 전달되는 느낌 55%의 비율로 전달된다는 이론이다. 여기에서 언어 영역은 7%이며 비언어 영역(음성, 느낌)이 93%로서 말보다 비언어 영역의 메시지, 의미, 이미지가 결정적 영향력을 가졌음을 알 수 있다.

특히, 의사소통에서는 언어는 불일치하게 전달될 수 있지만, 비언어는 항상 일치적으로 전달되기 때문에 정확한 의미를 전달하기 위해서는 언어와 비언어를 일치적으로 표현해야 하며, 그렇게 할 때 상대방이 정확한 의미를 인식할 수 있다.

따라서 상담사는 내담자의 언어를 경청하는 동시에, 감각적 민감성을 가지고 지속적 주의를 기울여 비언어를 살펴야 함을 알 수 있다.

(2) 진실성

진실성은 진솔성, 일치성의 의미를 포함한다. 진실성은 상담자가 내담자와 의사소통할 때 경험한 생각과 감정을 진실하게 개방하는 태도를 의미한다. 진실성은 상담자의 기본적인 태도이자 치료적 요인으로 작용한다. 즉 상담자가 진실하게 자신을 개방할 때 내담자도 자신을 개방하여 치료의 기회를 갖게 된다. 상담자의 진실한 태도는 심리치료의 성과에 직접적인 영향을 주기 때문에 상담자는 내담자와 의사소통할 때 자신이 경험하는 내용을 감각적으로 살피고 표현할 수 있는 훈련이 필요하다.

(3) 무조건적인 긍정적 수용

무조건적인 긍정적 수용은 상담자가 내담자와 의사소통할 때 내담자의 반응이 어떠하든지 그 순간에 무조건적이고 긍정적인 수용, 관심, 존중의 태도를 보이는 것이다. 상담자의 무조건적인 긍정적 수요의 태도는 내담자로 하여금 자신의 혼란, 적의, 두려움, 분노, 용기, 사랑, 자부심 등 그 어떤 감정도 느낄 수 있도록 기꺼이 허용하게 한다. 이러한 치료적 환경은 조건적으로 내담자를 대하지 않고 내담자를 있는 그대로를 전체적으로 수용해주는 경험을 하게 하여 자신에 관한 생각, 감정, 경험을 수용하고 치유할 수 있게 돕는다.

(4) 공감적 이해

공감적 이해란 상담자가 내담자의 입장이 되어 내담자의 주관적 세계를 이해하는 것을 의미한다. 공감적 이해는 심리치료의 핵심요소로서 상담자가 내담자의 생각과 느낌의 틀을 이용하여 그 사람의 생각과 감정을 이해하는 것이다. 내담자는 상담장면에서 자신이 상담자에게 공감적으로 이해되고 있다고 느낄 때 깊은 신뢰를 가지고 자신의 내면을 개방할 수 있는 힘을 갖기 때문에 의사소통이 촉진되어 내적인 변화를 일으킨다.

(5) 공감적 질문

공감적 질문이란 감정적 정화를 위해, 과거에 말하고 싶었으나 말하지 못하고 가슴 속에 고통스럽게 억압해온 말을 할 수 있는 질문을 내담자에게 하는 것이다. 상담자는 내담자의 언어적 반응과 비언어적 반응을 감각적 민감성을 통해 관찰하며 내담자의 반응에 따라 적절한 공감적 질문을 함으로써 내담자가 그동안 억압해왔던 과거의 경험에 대한 이야기를 할 수 있도록 도와야 한다. 적절한 공감적 질문에 의해 내담자는 그동안 가슴 속에 응어리지고 한이 서렸던 심리적 고통을 해소할 수 있는 기회를 갖게 된다.

상담자는 상담이론과 방법에 대한 이해와 훈련이 필요하며, 항상 임상장면에서 감각적 민감성이 생생하게 작용할 수 있도록 노력해야 한다. 심리상담 및 치료는 임상경험이 많다고 자만할 수 있는 분야가 아니어서 상담자는 항상 수행하는 태도로 일상생활을 해나갈 필요가 있다. 심리상담 및 치료 방법은 계속 발달하고 있어서 어떤 치료이론에서든 필요에 따라 배우고 익혀서 활용할 때 치료의 효율을 높일 수 있다.

참고문헌

고기홍 · 김경복 · 양정국(2012). 밀턴 에릭슨과 혁신적 상담. 서울 : ㈜시그마프레스.
고제원(2003). 최면과 최면수사. 서울 : 학지사.
고제원(2008). 최면의 이론과 실제. 서울 : 학지사.
김동기 · 김분(2012). 나를 변화시키는 행복한 상상, 자기암시(Self Mastery Through Conscious Autosuggestion by E. Cuoe, 1922). 서울 : 화담
김미리혜(2016). 히스테리연구("On the Psychical Mechanism of Hysterical Phenomena: Preliminary Communication", in Studies on Hysteria, Standard Ed., by Freud, S. & Breuer, J. 1893). 경기 : 열린책들.
김병석 · 임경자(2011). 최면으로 창조하는 삶. 서울 : 하나의학사.
김상운(2011). 왓칭. 서울 : 정신세계사.
김영국(1998). 최면을 알면 인생이 바뀐다. 서울 : 평단문화사.
김영우(1996). 전생여행. 서울 : 정신세계사.
김영우(1998). 우리는 영원히 헤어지지 않는다. 서울 : 정신세계사.
김영우(2002). 영혼의 최면치료. 서울 : 나무심는사람.

김철호(1995). 브라이언 와이스의 전생요법(Through Times Into Healing by Brian L. Weiss, simon & Shuster, 1993). 서울 : 정신세계사

류한평(1999). 타인최면. 서울 : 갑진출판사.

문동규(2017). 의식을 여는 마스터키, 최면. 서울 : 렛츠북.

설기문(2004). 최면과 최면치료. 서울 : 학지사.

설기문(1998). 최면과 전생퇴행. 서울 : 정신세계사.

설기문(2009). 에릭슨 최면과 심리치료. 서울 : 학지사.

설기문(2009). 최면상담(Hpnocounseling by Hugh Gunnison, 2003). 서울 : 학지사.

신희천(2013). 상담과 심리치료 주요 인물 시리즈 13. 밀튼 에릭슨(Milton H. Erickson by Jeffery K. Zeig & W. Michael Munion.). 서울 : 학지사.

우재현(2002). 밀턴 에릭슨의 최면치료 입문(Solution-Oriented Hypnosis-An Ericksonian Approach by William H. O'Hanlon & Michael Martin. W. W. Noton & Company Inc, 1992). 대구 : 정암서원

이원섭(1980). 불교대전. 서울 : 현암사.

이윤주 · 양정국(2007). 밀턴 에릭슨 상담의 핵심. 은유와 최면. 서울 : 학지사.

이준석 · 임태홍(2004). 내안에 살고 있는 타인, 다중인격(TAJUUJINKAKA by Hideki Wada, 1998). 서울 : 학지사.

이준석(2002). 임상최면요법. 서울 : 하나의학사.

정동하(2002). 한권으로 완성하는 최면 테크닉. 서울 : 평단문화사.

죠시 하들리 · 캐롤 스타대커(1997). 변화를 위한 최면요법. 서울 : 서림문화사.

최준식(1992). 종교심리학. 서울 : 학지사.

최길성(1987). 무속의 세계. 서울 : 정음사.

최길성(1981). 한국무속론. 서울 : 형설.

저자 소개

지은이 **到圓 김종일**

서울불교대학원대학교에서 상담심리학을 전공한 상담학 박사이다. 20대 초부터 사람의 몸, 마음, 영적 현상에 깊은 관심을 가지고 천착해왔다. 오랜 기간 지속해 온 명상, 기수련을 통해 영능력, 영적 현상에 관련된 다양한 체험을 하였고 이를 학문적으로 체계화하기 위해 심리학 영역을 탐구하게 되었다. 현재 개인, 부부, 가족상담, 최면심리상담을 전문으로 하는 심리상담사이며 전문가 양성을 위한 교육에 힘쓰고 있다.

홈페이지: 더사랑심리상담센터 www.thelove.or.kr
Dr.Kim's 최면심리상담센터 www.happymind.kr
연 락 처: 02-6367-7088 010-3406-3639

영적 장애와 정신질환의 위험에 놓인 사람들을 위한

최면 영(靈)치유법

- 부제 : 최면 해리성 정체감 장애 치유법-

초판인쇄일 2018년 01월 15일
초판발행일 2018년 01월 19일

지 은 이 김종일
펴 낸 이 소정영
펴 낸 곳 도서출판 하나의학사

출판신고 제 25100-2013-000061호(1988. 4. 1)
주 소 서울시 서대문구 거북골로 7-7 (홍은동) 하나빌딩 1층

전화번호 (02)730-2555, 2556
팩 스 (02)730-2557
홈 페 이 www.hanampc.co.kr
지이메일 hanampc1@naver.com

가격 20,000원

ISBN 979-11-85696-51-5 13510